フライトナースの秘密

ドクターヘリで出動する救急看護師の仕事

菱沼秀一

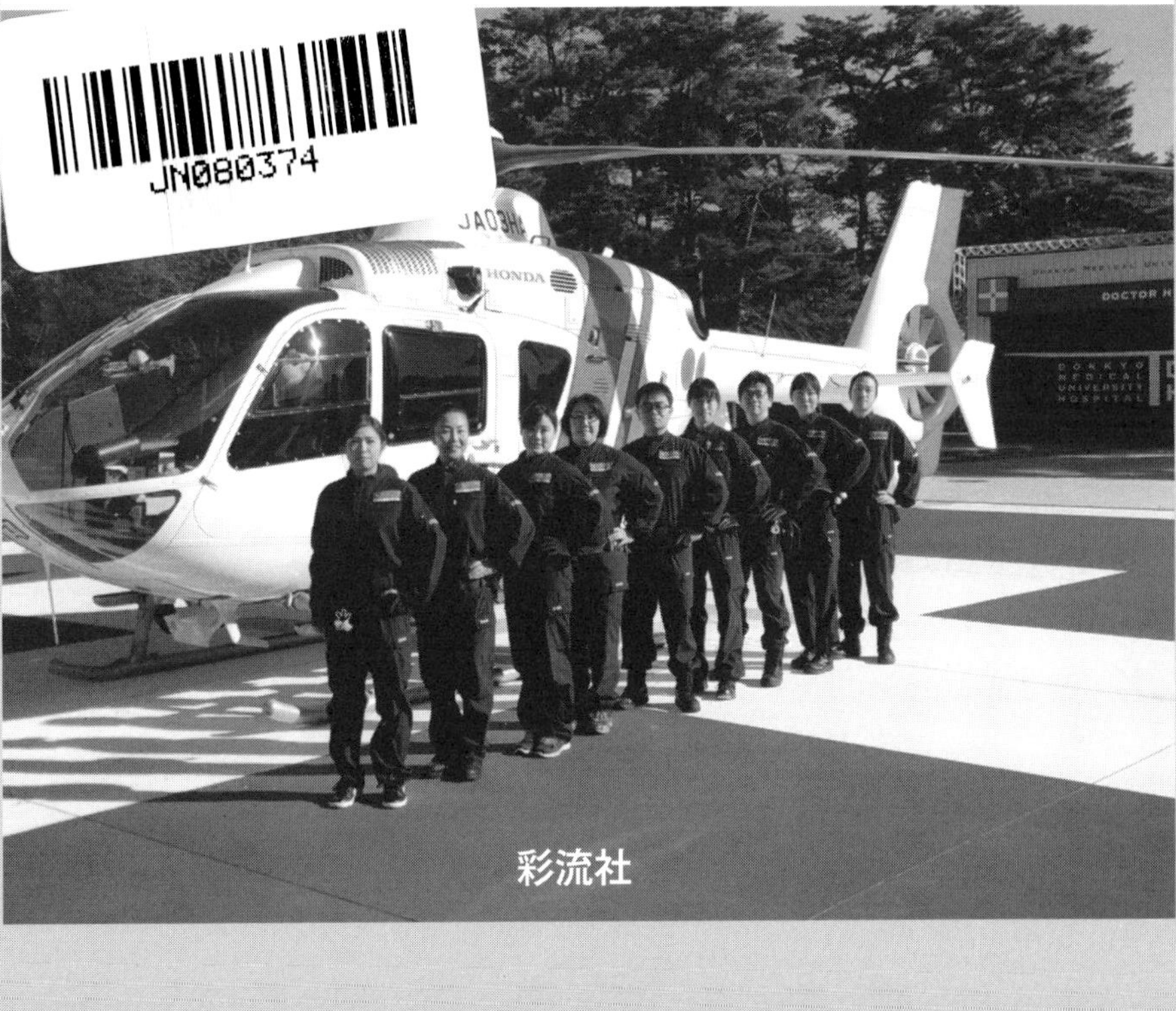

彩流社

はじめに――現場にいる看護師は1人

「ドクターヘリ・エンジンスタート！」

ドクターヘリが出動するときのセリフをテレビドラマやドキュメンタリー番組で聞いたことがある人は多いのではないでしょうか？　このドクターヘリには、必ずフライトナースという職種の看護師が同乗しています。フライトナースは、ドクターヘリに搭乗して患者のもとに出動し、プレホスピタル（病院前）において看護実践を行っています。

ドクターヘリには、医療クルーとしてフライトドクターとフライトナースが搭乗しています。ヘリコプターの機種や施設の体制により、フライトドクターは2名搭乗することがありますが、フライトナースはどの施設も1名体制となっています。ドクターヘリの活動現場では、フライトナースは多くの役割を担い、病院に搬送する前から、傷病者への看護を実践しています。

私は、栃木県ドクターヘリの運航開始時から、フライトナースとして11年（２０２1年現在）、働いています。２０１1年に起きた東日本大震災にも、3月11日当日から災害派遣医療チーム（ＤＭＡＴ）として、ドクターヘリで被災地へ向けて出動しました。

この本では、私の体験を含めて、将来フライトナースを目指している看護学生や多くの看護師にフライトナースの仕事をより具体的にお伝えしていきたいと思います。

目次＊フライトナースの秘密——ドクターヘリで出動する救急看護師の仕事

序章 フライトナースってどんな仕事？

第1章 ドクターヘリの基礎知識

第2章 フライトナースの看護実践

第3章　災害時のドクターヘリ活動

第4章 フライトナース活動の実例

第5章 フライトナースになるには

序

フライトナースってどんな仕事？

●フライトナースの魅力と困難

フライトナースとして活動を続けてきた中で、大変だったことも含めて、さまざまな体験をしてきましたが、ここでは、私がフライトナースの魅力だと思っていることと、逆に困難だと思うことについて、お話させていただきます。

＊フライトナースの魅力

フライトナースとしての活動は、常に緊張感がついて回ります。勤務中は常に気を張り詰めていますし、何百件の出動を経験してもまったく同じ症例に出会うことはなく、毎回違う状況の症例に対応する必要があるため、その時々の状況に応じて、臨機応変な対応をしています。

その中には、通常の救急車で搬送されていたら、助からなかったであろう症例にも出会いました。緊迫した状況の中で、フライトナースとして適切な活動をした結果、数か月後にその傷病者が笑顔で退院していくのを見た時には、何とも言えない充実感が湧いてきますし、そのようなことがあるからこそ、モチベーションを維持することができるのだと思います。病院の中ではあまり一緒に活動する機会がないパイロット、整備士、救急隊、消防隊、防災航空隊、警察などの他職種と協働して、傷病者の救命のために一丸となって活動するのですが、その中でも現場を俯瞰的に捉え、他職種の方に協力を仰ぐことで、現場活動が効果的・効率的に行えるよう、フライトナースが場のコーディネートをしていくことがあります。課題がたくさん重なる中、場のコーディネートをしていくことは簡単なことではありませんが、私の場合を振り返って見ると、傷病者のために全体を見ながら、スムーズな診療が進むように自分の中で組み立てていくことで、判断能力やコミュニケーション能力が自然と向上していったように思います。それだけではなく、救急車内や交通事故現場などあらゆる緊急状況の中で点滴ラインを確保しなければいけない（点滴を入れなければいけない）場面なども多々あります。そうした経験を重ねる中で、知識だけでなく技術がブラッシュアップされていきます。このような活動は、病院の中では決して経験することはできません。

それまで病院の中で救急隊が傷病者を搬送してくるのを待っているだけでしたが、フライトナースになって現場に出動するようになってからは、救急隊がどのように傷病者を救出し、搬送しているのかを身をもって理解できるようになりました。プレホスピタル（病院に搬送される前）の現場でも他職種のミッションを理解したうえで活動することができるようになりました。とても緊迫していて状況の展開がスピーディな活動現場に身を置くことで、傷病者の病態や今後の展開を冷静に先読みする能力も養われたように思います。

いろいろとフライトナースの活動を話してきましたが、いかがですか？　こんな仕事をしてみたいと、少しでも興味を持ってもらえたら嬉しいです。

フライトナースは、傷病者が病院に搬送される前から看護を提供することができ、あらゆるスキルを駆使して傷病者にとって良い方向に働きかけができること、さらに看護上の問題を搬送先医療機関の看護師に引き継ぐことで、切れ目のない看護ケアを傷病者に提供できるという点が、とても魅力的だと私は感じています。

＊フライトナースの仕事の困難な面

このようにフライトナースとして活動する上での魅力は多くありますが、同時に困難もたくさん経験することになります。フライトナースは、ドクターヘリに搭乗する唯一の看護師であることから、現場での看護ケアを一人で決定しなくてはなりません。もちろん医療従事者としてフライトドクターも現場にはいますが、フライトドクターは傷病者の治療方針を決定する重要な役割があるため、相談はできても看護ケアについてはフライトナースが責任をもって行うことになります。

病院内であれば他の看護師に相談することもできますが、フライトナースは時間や資器材の制約や救急車内などの狭い空間の中で活動しているため、病院内とは判断の内容が異なることがあります。そのような状況の中で、自分の判断が正しいのかと葛藤し、頼る人が少ないことによる責任の重さを実感しながら活動することになります。ですから、自分が判断して行った看護ケアが適切に行えていたかを、傷病者を医療機関に搬送した後で振り返り、次の活動に生かしていくことが大切になります。

また、残念ながら助けることができないという症例に出会うことがありますし、交通事故の現場などで悲惨の傷病者の状態を目撃することもあります。もしかしたら、これがフライトナースの仕事でもっとも苦しい場面かもしれません。このようなことを経験した看護師は、助けられなかったことによる無力感を生じることがあります。中には自分ではなく他のフライトナースであったら、助けることができたのではないかと考えてしまう人もいます。そのような状況下におかれても、フライトナースは他の看護師からは見えづらい場所で活動することが多いため、周りの看護師には状況が伝わらないことで同僚の看護師からサポートを受けづらいといった特徴もあります。フライトナースは、自分自身の精神状態をコントロールし、自分の中で解決できない問題に対しては、同僚の看護師などに気持ちを打ち明け、相談に乗ってもらうなどの対応が必要なこともあります。

その他の困難な点としては、ヘリコプターは天候に大きく左右される乗り物であり、冬の強風が吹き荒れる中の出動では、飛行中にヘリコプター自体が大きく揺れます。乗り物酔いをして嘔吐するフライトドクターやフライトナースもいます。フライトナース自身が具合が悪い中でも、傷病者の看護ケアを継続しなければなりませんし、体調が悪いからといってもフライトナース業務を簡単に交換することはできません。このようなことから、フライトナースは常に自分の健康管理に気を付けていかなければなりません。

魅力も多い職業ですが、同時にさまざまな困難を感じながら私たちは活動しています。人によって困難の感じ方は違いますが、自ら困難と判断して、それに対して適切に対応していくことが求められます。

●フライトナースによって傷病者の予後は変わる！

「フライトナースによって傷病者の予後は変わる」。この言葉は、私が日頃から肝に銘じていることです。繰り返しますが、フライトナースが活動するプレホスピタルの現場には、看護師は一人しかいません。その中で、フライトナースは、傷病者にとって最善と思われる判断をし、その判断に基づいて看護実践を行っていくわけですが、フライトナースのキャリアや考え方はさまざまであり、現場での判断には、明確な答えがあるわけではありません。そんな状況の中で下した判断が適切だったか、看護技術は適切に行われたかによって、傷病者の予後は変わります。

治療方針などについてはフライトドクターの判断に大きく影響されますが、もしフライトドクターの判断が傷病者にとってベストな判断ではないと思われた場合には、フライトナースは傷病者に最善と思われる判断をフライトドクターに伝え、一緒に考える必要があります。たとえば、山間部での症例で基地病院（ドクターヘリを運行している病院）まで距離がある状況で、高齢者が下肢の骨折をしたとしましょう。呼吸や循環の状態が安定していてもフライトドクターは、「基地病院に搬送すれば、手術もすぐにできるから距離があっても基地病院に搬送する」と判断を下すことがあります。この判断は、ある意味妥当ですが、看護師の視点として、傷病者やその家族の搬送後の生活を踏まえた判断が必要になります。この症例が、もし高齢夫婦のみで生活をしていて、夫がけがをして搬送された場合、搬送後は確実に入院と予測されます。その場合、妻は搬送先医療機関まで面会に行くことができるのか？　車は運転できるのか？　公共交通機関を利用してどのくらい時間がかかるのか？　などを検討する必要があります。

大げさかもしれませんが、高齢者の2人暮らしで夫が入院することになった場合、妻は簡単に面会に行くことはできず、妻が一人暮らしをしている中で認知症でも発症したら、夫の骨折が治っても元の生活に戻ることができなくなります。そこまで考えて、傷病者の居住地から直近の整形外科の対応が可能で、かつ公共交通機関で通える医療機関への搬送をフライトドクターに提案することで、医療機関に搬送後の患者や家族の負担を軽減することが可能になります。この1つの判断で患者や家族の予後に大きな影響を与えることになります。また、点滴ラインを確保する部位1つにしても、医療機関に搬送後に行われる可能性がある治療やその後の生活を考えて点滴ラインを確保するか否かで、医療機関に搬送後、追加で点滴ラインを挿入することになり、その結果、傷病者は必要以上に痛い思いをしなければなりません。

一例を書きましたが、フライトナースの判断や看護実践が、その後の傷病者に影響を与えることがご理解いただけたと思います。プレホスピタルの活動現場では、多くの職種の人たちが活動していますが、唯一の看護師であるからこそその生活を見据えた判断が大切になると考えています。

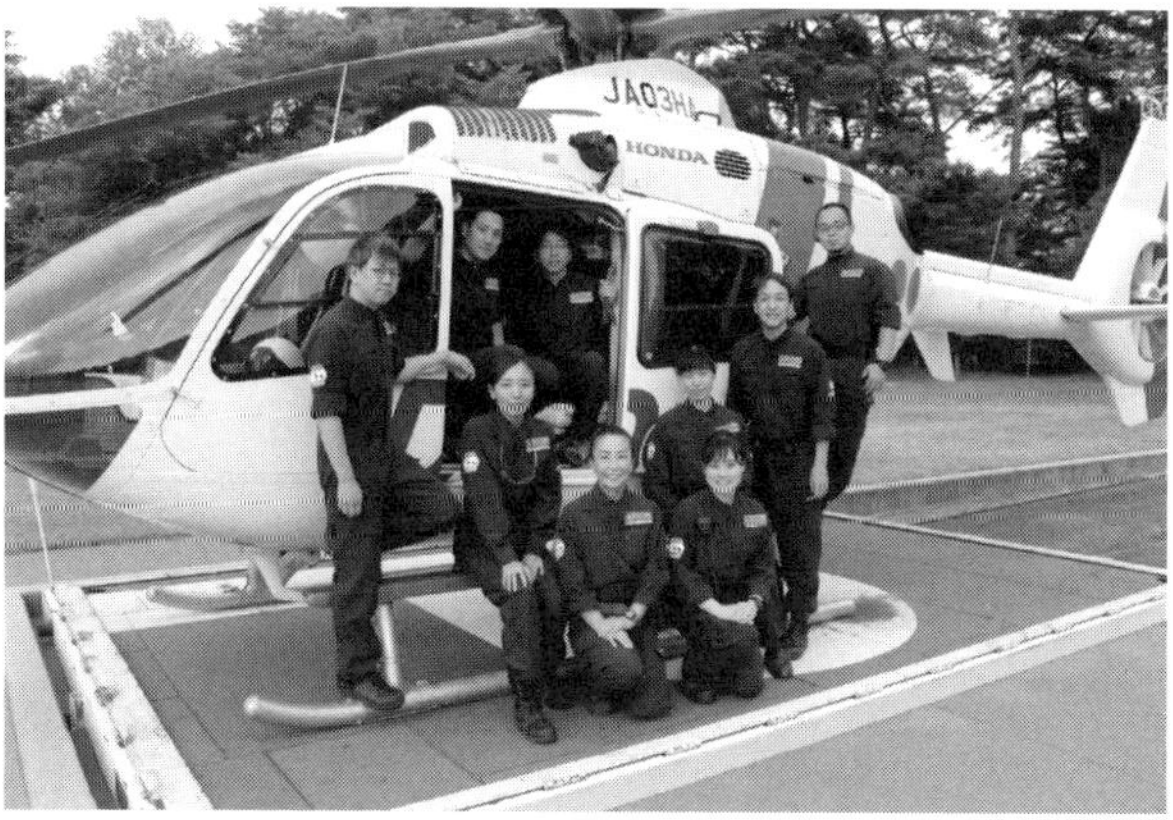

栃木県ドクターヘリのフライトナースとして活躍するメンバー

希少な職種

フライトナースは、全国に何人いると思いますか？

正確なデータは明示されていませんが、私が把握できている限りですと、平均的に各施設8名前後のフライトナースがいますので、全国には、約500人ぐらいのフライトナースがいると推測されます。日本の看護師就業者数は、2016年で約155万人なので、その0・03%しかいないとても希少な職種です。しかし、ここ数年でドクターへリの数や出動件数は飛躍的に伸びていることから、これからますますフラトナースという職種は注目されてくるのではないかと考えています。

第1章

ドクターヘリの基礎知識

この章では、フライトナースの具体的な仕事の説明の前に、まずはフライトナースの仕事場であるドクターヘリについてご説明します。

ドクターヘリとは

一般的に救急搬送といえば救急車を思い浮かべる方が多いと思います。救急車は救急隊が傷病者を病院に搬送しますが、フライトドクターとフライトナースがヘリコプターに搭乗し、救急現場に出向き現場で医療、看護を提供し、医療機関に搬送する、医療用のヘリコプターをドクターヘリと言います。ドクターヘリの正式名称は「救急医療用ヘリコプター」と言い、デリバリー救命救急センターの役割を果たしています。

現在日本には、54機のドクターヘリが運航しています。ドクターヘリは時速200km以上の速度で現場まで一直線に飛行するため、傷病者を早く搬送できるのがメリットであると考えられやすいですが、傷病者への医療介入が早くなることが、最大のメリットといえます。いち早く医療者が現場に駆け付け、傷病者へ医療を開始するまでの時間を短縮することで、死亡率の軽減、社会復帰率の向上に貢献しています。

ドクターヘリの歴史

日本におけるドクターヘリの歴史は、阪神淡路大震災（1995年1月）に起源があると言われています。阪神淡路大震災の発災当日にヘリコプターで搬送された傷病者は、わずか1名のみでした。

ドクターヘリの導入と出動の推移

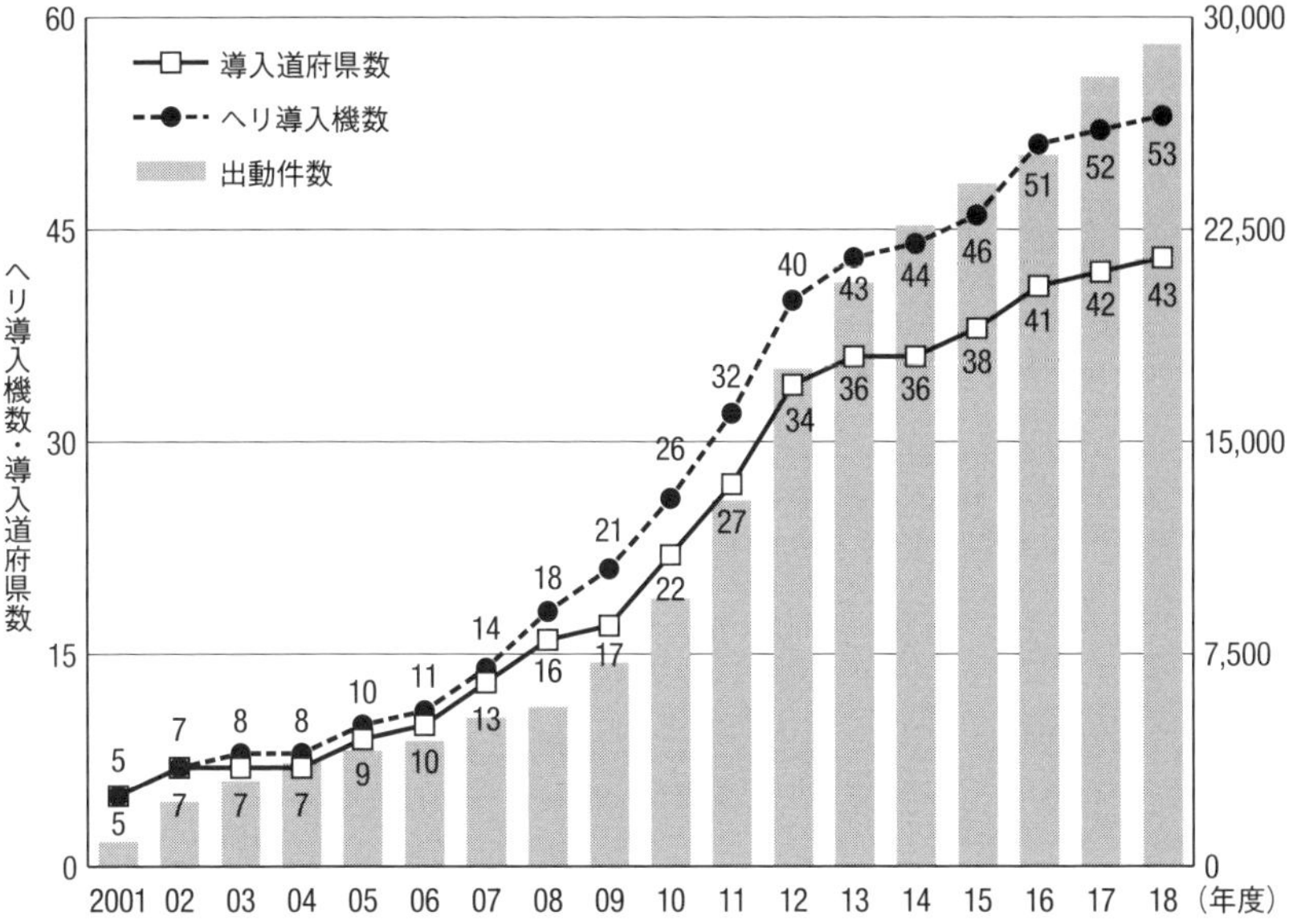

（出典）HEM-Net（認定 NPO 法人救急ヘリ病院ネットワーク）ホームページをもとに一部改変

この時、平時の救急医療を施すことができ、傷病者を適切な医療機関に搬送することができていたら助けられた命がたくさんあったことから、日本におけるドクターヘリ導入の検討が開始されました。

その後、1999年から聖隷《せいれい》三方原《みかたはら》病院（静岡県）、川崎医科大学附属病院（岡山県）、東海大学医学部附属病院（神奈川県）でドクターヘリ試行的事業が開始されました。試験運行の結果、ドクターヘリの効果が認められ、2001年4月に川崎医科大学附属病院で日本初となるドクターヘリが本格的に運用開始となりました。しかし、ドクターヘリの運航に関わる資金は年間2億円以上と莫大な予算を都道府県が負担しなければならなかったため、ドクターヘリの導入がスムーズに進みませんでした。そのため、国庫補助金が交付できる仕組みが作られ、国が運航経費の最大80%を補助することが可能になったことから、全国にドクターヘリが普及するようになりました。

●ドクターヘリのチームには5つの職種がある

ドクターヘリは、次の5つの職種の人たちが協力し合って安全な運航を行なっています。フライトドクターが2名の施設もありますが、基本的には各職種各1名です。

・**フライトドクター**＝ドクターヘリに搭乗し、医療を提供する医師をフライトドクターと呼びます。フライトドクターは、救急医療のスペシャリストで、普段から救急車の対応や集中治療室での重症患者の治療にあたっています。ドクターヘリのチームリーダーを担っています。

・**フライトナース**＝ドクターヘリに搭乗し、現場で看護実践をする看護師をフライトナースと呼びます。

・**運航管理士**（以下、CS）＝CSとは、Communication Specialist の略です。ドクターヘリには搭乗しませんが、地上でヘリコプターを安全に飛ばすためにあらゆる調整をする職種を運行管理士（通称CS）と呼びます。CSは、消防からの要請電話を受けた後、どのランデブーポイント（23ページで説明）にヘリコプターを着陸させると効率よく傷病者とフライトクルーが接触できるか消防と調整したり、搬送先医療機関の風の状況や天候などの情報を収集し、搬送先医療機関の屋上ヘリポートの使用の可否を確認したり、出動中に他の要請が入る重複要請の場合でも、可能な限り対応できるように調整をするなど、ドクターヘリを運航するための司令塔の役割を担っています。

・**パイロット**＝いうまでもなく、ドクターヘリの操縦士です。ドクターヘリのパイロットになるには豊富な経験がなければなることができません。要請先までヘリコプターを操縦する際には天候情報などを絶えず確認しながら飛行ルートを確認し、安全かつ的確にヘリコプターを目的地に向けて操縦しています。

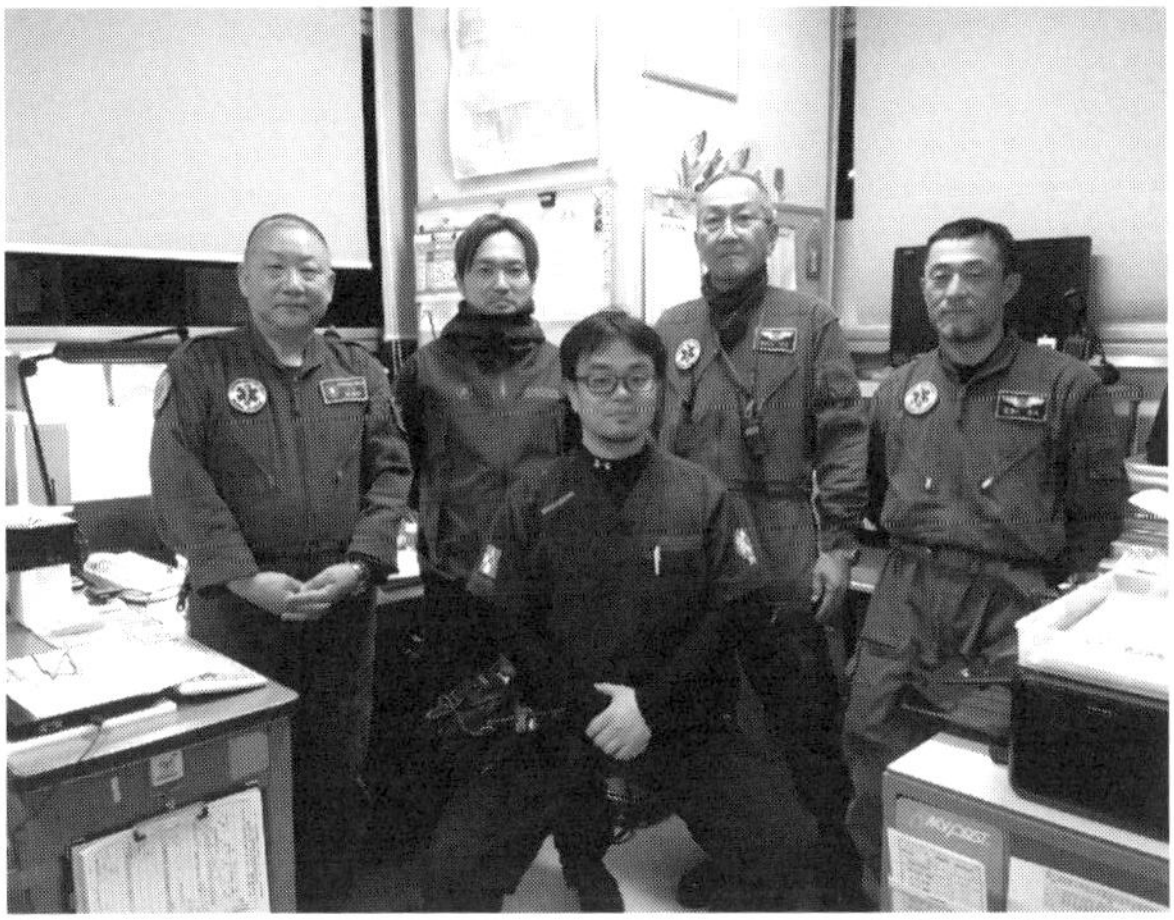
左上から、CS、フライトドクター、パイロット、整備士、前がフライトナース（筆者）

・**整備士**＝機体の整備、点検、修理などを主に行う職種を整備士と呼びます。整備士は、ドクターヘリ出動時に必ずヘリコプターに搭乗し、機体の状態を確認しながら、主に無線を使用して、救急隊や消防と情報交換を行っています。そのため、医療従事者ではありませんが、救急医療にかかわる専門用語などについての知識も豊富で、フライトドクター、フライトナースの役割をよく理解したうえで、消防との情報交換をしています。

ドクターヘリを安全に運航するためには、これらの5つの職種がチームとして、協力し合って成り立っているのがドクターヘリチームです。お互いの職種の役割を理解し合い、尊重することで、よりよい活動につなげています。

●看護師配置のスタイルの違い

ドクターヘリを運航しているのは、各基地病院の救命救急センターになります。救命救急センターは、看護師の配置について、外来専属の配置にしている施設と入院病棟も含めた配置になっている施設の2つの看護師配置のスタイルが存在します。

外来専属に配置されている施設の看護師は、救急車やドクターヘリで施設内に傷病者が搬入された時に、傷病者への診療の補助など看護ケアを行い、緊急処置が終了すると、入院病棟の看護師に申し送り、入院後の看護ケアは病棟専属の看護師に引き継ぐことになります。つぎつぎに運び込まれる傷病者の処置を繰り返し、その後は入院病棟の看護師に引き継ぐため、入院している患者のケアへ関わることが少ないという特徴があります。外来専属の配置にしている施設の多くは、外来の看護師になる前に、重症患者が入院してくる病棟で長年看護師としての経験を積み、外来に異動している看護師が多いという特徴もあります。

一方、入院病棟も含めた看護師の配置にしている施設は、救急車やドクターヘリで施設内に傷病者が搬入される連絡を受け、病棟から初期治療室に行き、傷病者が搬入された時に、初期治療室で診療の補助などの看護ケアを行い、緊急処置が終了すると、患者と一緒に入院病棟に戻ります。担当看護師に申し送りはしますが、入院中の患者のケアも病棟看護師と一緒に行います。

ちなみに私が所属する獨協医科大学病院は、後者です。

●ドクターヘリ要請の仕組み

救急車は一般市民が要請することができますが、ドクターヘリは119番通報を受けた消防署の通信指令室、もしくは緊急出動している現場の救急隊からしか要請をすることはできません。そのため、一般市民がいくらドクターヘリを呼んで欲しいと言っても、救急隊の判断で必要があると判断された場合にしかドクターヘリを出動できない仕組みになっています。

ドクターヘリの要請は、基地病院ごとにドクターヘリの要請基準を設けており、消防の通信指令室や救急隊は、その要請基準を参考に、ドクターヘリの要請の可否を決めています。基地病院によっては、「キーワード方式」と呼ばれる要請の仕組みを導入しています。キーワード方式とは、119番通報の内容の中に決められたキーワード（たとえば「意識がない」など）があれば迷わずドクターヘリを要請するものです。キーワード方式のメリットは、119番通報を受けた通信指令室が迷うことなくドクターヘリの出動要請をすることができ、要請を受けたドクターヘリはその時点で出動することにより、より早く傷病者と接触ができ、治療が開始できます。もちろんデメリットもあります。キーワード方式を導入することでドクターヘリの要請数や出動数は飛躍的に多くなりますが、救急隊が現場に到着し、傷病者を確認したところ、119番通報の状況と違っており、軽傷と判断されたなどの理由で、ドクターヘリがキャンセルになることが多くなります。必然的に出動している時間が長くなりますので、同じ時間帯に他の場所で傷病者が発生し、重症な傷病者であっても、出動中だと対応できないことにもつながります。そのため、地域特性に合わせて要請方法を工夫し、より多くの要請に対応できるよう日々努力しています。

私が所属する栃木県ドクターヘリでは、キーワード方式はとっていませんが、ドクターヘリ要請の電話とは別に相談電話を設けており、通信指令室や救急隊がドクターヘリ要請を迷った場合に相談したり、119番通報により救急隊が出動している状況の中で、もしかしたらドクターヘリを要請するかもしれないといった状況の中で、相談電話を使って事前情報を流すことができるようになっています。

●ランデブーポイント

ドクターヘリは、どこにでも自由に着陸できるわけではありません。ドクターヘリの運航は、「安全が第一」になるため、安全にドクターヘリが着陸できるように、事前に着陸できる場所を指定しています。事前に指定したドクターヘリの離発着場をランデブーポイントと呼んでいます。

栃木県では2021年6月現在、631カ所のランデブーポイントを指定しています。主に地域の消防署などからランデブーポイントとして使用できる場所の紹介を受け、ドクターヘリの運航会社の担当者が現地調査をして、規定に沿った場所であればランデブーポイントとして追加登録をしていきます。ランデブーポイントは可能な限り多く指定することで、どこで傷病者が発生してもドクターヘリと救急車が短い時間で合流できるようになります。

ドクターヘリが出動する時には、ランデブーポイントを消防とCSで決定していますが、決定するための要件として、救急隊の位置関係だけでなく、ランデブーポイントの地上の状態が大きく影響しています。小学校のグラウンドのような砂地では、ヘリコプターのダウンウォッシュ（ヘリコプターから下に吹く強風）で砂嵐が起き、パイロットが平衡感覚を保てなくなったり、砂嵐の細かい砂がヘリコプターのエンジン内に吸い込んでしまい、エンジントラブルの原因になってしまいます。そのため、砂地をランデブーポイントとして使用する場合には、ヘリコプターが到着する前に消防車が出動し散水することで地面を湿らせ、砂嵐になるのを防ぐ必要があります。雨上がりで地面が湿っている場合には散水は必要ありませんが、救急隊の位置関係と消防車による散水の時間を考慮して、それぞれの事案で使用するランデブーポイントを調整しています。基地病院から時間がかかるランデブーポイントであれば、現場に向かっている間に消防車による散水が終了することが多いのですが、飛行時間が数分の場合、ドクターヘリが現場上空に到着しているのにも関わらずランデブーポイントの散水が終了していないことから着陸することができずに上空旋回を繰り返すこともあります。そのため、1分でも早く傷病者とドクターヘリが接触できるように、

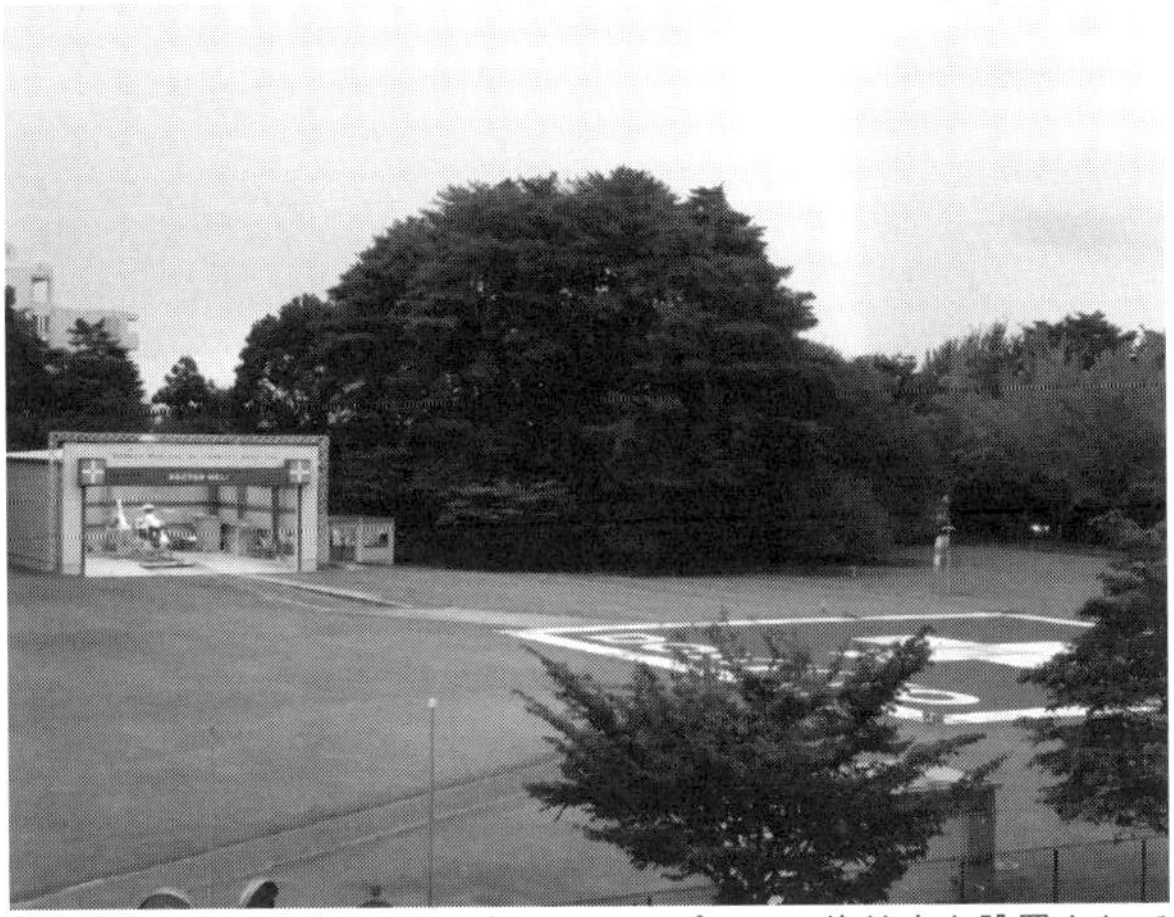
病棟から見たヘリポート。奥にヘリコプターの格納庫も設置されている

少し離れていても散水の必要がないランデブーポイントを選定するなど、状況に応じて適切なランデブーポイントを決定しています。

●ドクターヘリ出動要請から傷病者との接触までの流れ

ドクターヘリの出動要請は、１１９番通報を受けた通信指令室、または現場に出動した救急隊からドクターヘリ基地病院内の運航管理室に電話で行われます。栃木県ドクターヘリでは、フライトドクター、フライトナース、ＣＳ、パイロット、整備士が簡易無線機を持って待機しており、ドクターヘリ要請電話が鳴ると、その電話の着信音を簡易無線機で流します。ドクターヘリ要請電話が鳴った時点で、全員が出動モードにスイッチが入ります。ＣＳが電話に出た後は、フライトドクターと消防の3者間通話をします。フライトドクターは数十秒のみの情報で要請の受諾を判断しヘリコプターに乗り込みます。要請電話が鳴った段階でパイロットはヘリコプターに乗り込みエンジンをスタートさせているため、フライトドクターがヘリコプターに搭乗した時点で、基地病院を離陸します。要請電話からドクターヘリの離陸までの時間は、わずか3～5分です。

フライトドクターが要請電話を切った後は、消防とＣＳで使用するランデブーポイントの調整を行います。使用するランデブーポイントが決定すると、ＣＳからドクターヘリへ無線を使用して目的地（ランデブーポイント）が伝えられます。要請内容とランデブーポイントの位置から、ＣＳは可能性として考えられる搬送先医療機関周辺の天候情報を収集したり、基地病院以外に搬送される場合に搬送先で使用するランデブーポイントの選定などを同時に行っています。

図：現場出動の流れ

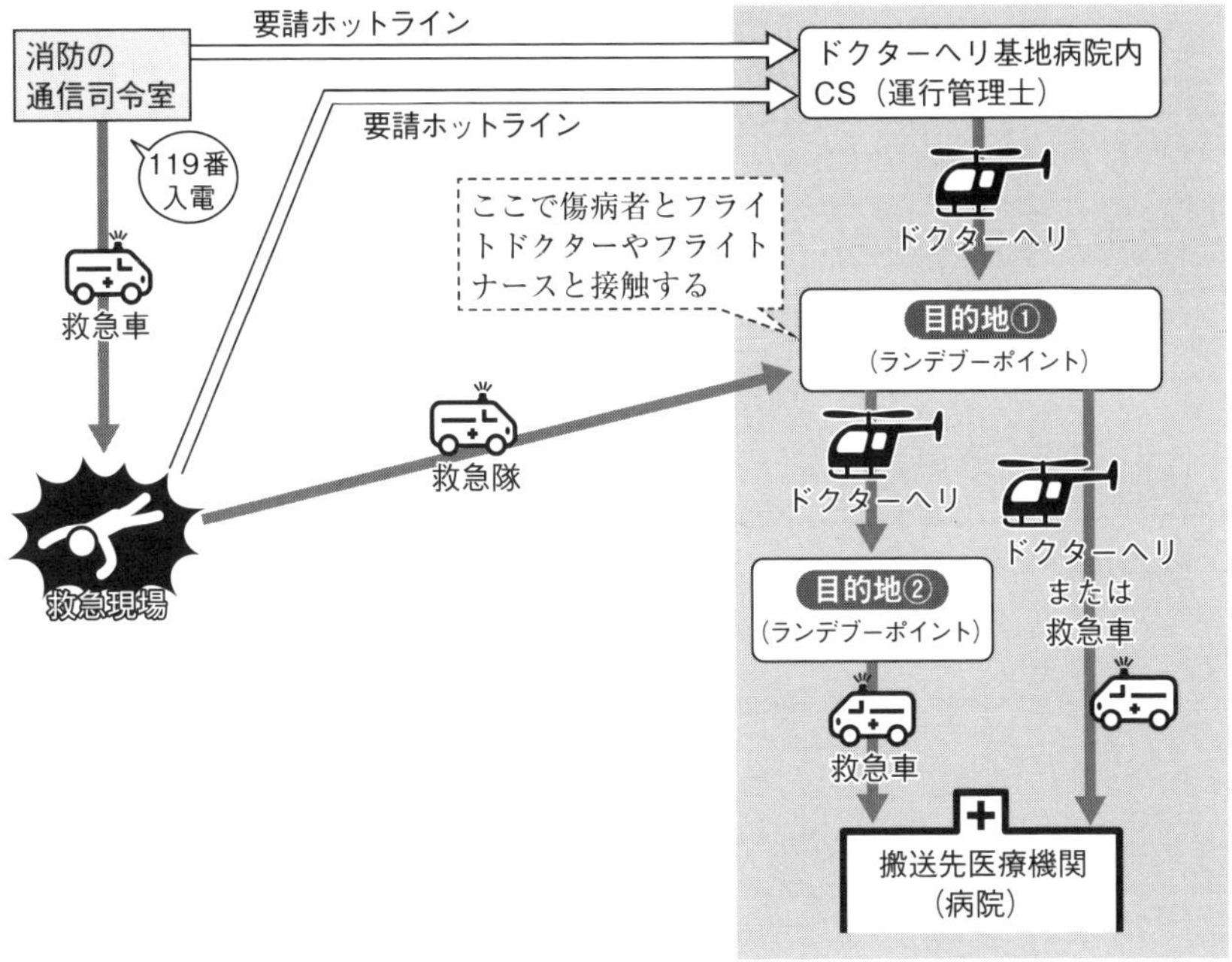

傷病者とフライトドクター、フライトナースが接触するまでのパターンは、大きく分けて3つあります。

1つ目は、ランデブーポイントで救急車に乗った傷病者とフライトドクター、フライトナースが接触するパターンです。ドクターヘリ要請のほとんどがこのパターンに当てはまります。このパターンの場合、ランデブーポイントの救急車内に、フライトドクター、フライトナースが乗り込み、救急車内で医療処置を行います。このあと傷病者は、搬送先医療機関までの距離やその日の天候などから搬送方法を検討し、ヘリコプターまたはそのまま救急車で医療機関まで搬送します。

2つ目のパターンは、「ドッキング方式」と呼ばれ、傷病者の救出までに

図：ドッキング方式

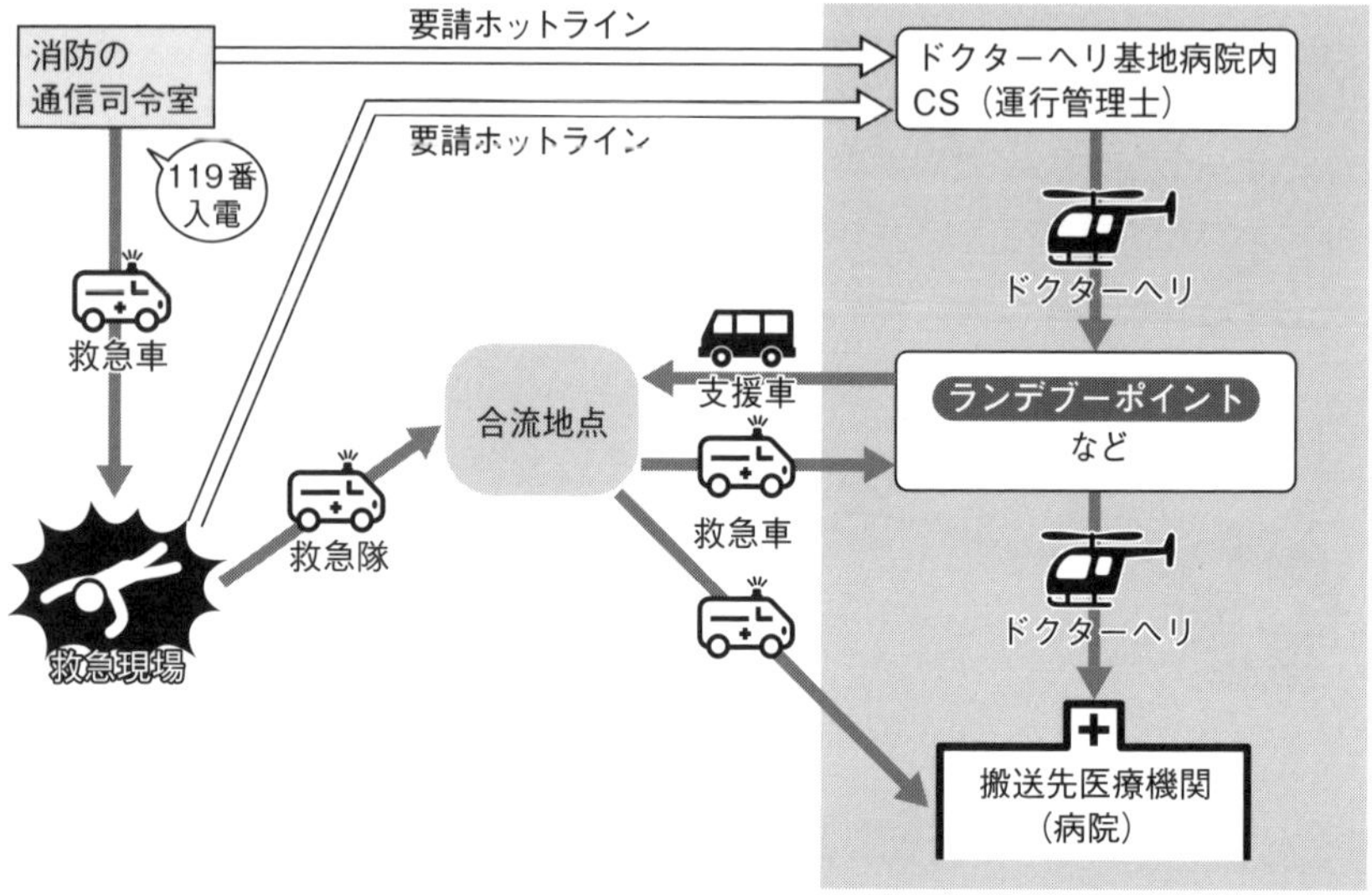

時間を要する場合や、消防への１１９番通報と同時にドクターヘリを要請し、救急隊が傷病者に接触していない場合などに選択される方法です。このパターンは、ランデブーポイントに着陸したフライトドクター、フライトナースが支援車（消防車や消防の車）に乗り込み、傷病者のもとに移動します。救急隊が救急車に傷病者を乗せた後、現場を出発し、無線交信しながら２つの車両を合流させ、フライトドクター、フライトナースが救急車に乗り込んで医療処置を行います。交通事故などで傷病者の救出が困難な場合には、そのまま現場まで行き、フライトドクター、フライトナースが傷病者に接触することもあります。

３つ目のパターンは、交通事故などの現場直近の安全な場所（ランデブーポイントに指定されていない場所）に着陸し、直接フライトドクター、フライトナースが傷病者に接触し、治療を開始する方法になります。

図：現場直近着陸

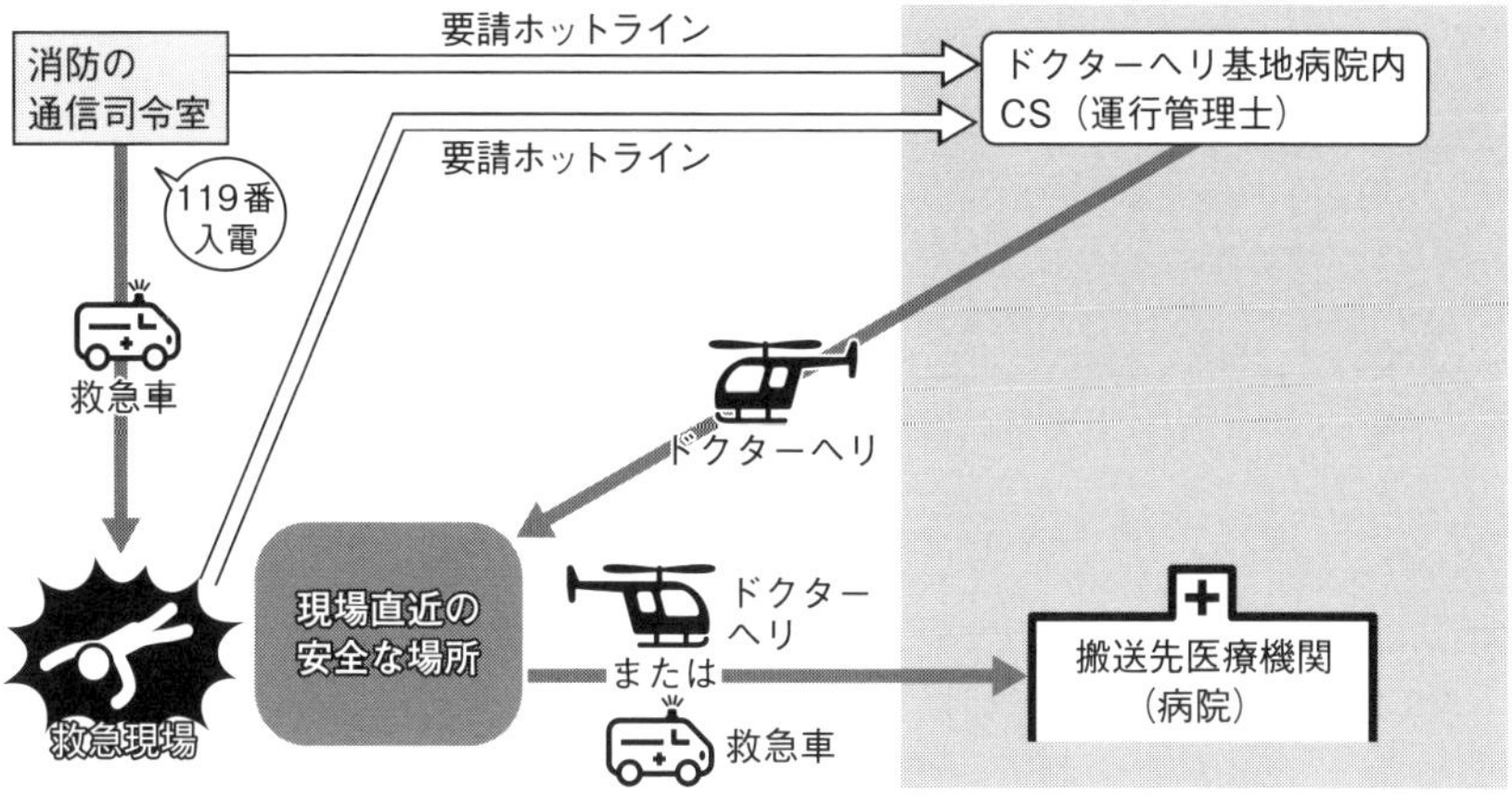

ドクターヘリ要請から、傷病者への接触までの時間をできる限り短くできる方法をドクターヘリの出動に関わるすべてのスタッフが考え、意見を出し合いながらベストな方法をとれるように調整しています。

●搬送は状況に応じて

ドクターヘリは、現場で傷病者への必要な処置が終了したら、必ずしも基地病院に傷病者を搬送するわけではありません。傷病者の発生場所、傷病者の居住地、近隣医療機関の状況を鑑みて、搬送先医療機関を選定します。以下に搬送のパターンについて説明していきます。

・**Uターン搬送**＝基地病院から出動し、傷病者の処置を行った後、基地病院に搬送することをUターン搬送と呼んでいます。基本的には、ヘリコプターで搬送しますが、天候が悪くドクターヘリで搬送できない場合や傷病者が不穏状態などでヘリコプターでの搬送が危険と判断した場合には、フライトドクターやフライトナースが救急車に同乗し、救急車でUターン搬送することもあります。

・**Jターン搬送**＝基地病院から出動し、傷病者の処置を行った後、フライトドクターやフライトナースが一緒に他の医療機関に搬送することをJターン搬送と呼んでいます。傷病者の居住地や必要な治療の内容によって、Jターン搬送が選択されます。ヘリコプターで搬送することもありますが、ヘリポートのない医療機関に搬送する場合には、ヘリコプターで搬送先医療機関近くのランデブーポイントに移動し、ランデブーポイントから救急車で搬送することもあります。傷病者の搬送先医療機関の位置関係によって、ヘリコプター搬送より効率よく搬送できる場合には、救急車のみでJターン搬送することもあります。

・**Iターン搬送**＝基地病院から出動し、傷病者の処置を行った後、他の医療機関に搬送しますが、フライトドクター、フライトナースは救急車には同乗せずに、救急隊のみで搬送することをIターン搬送と呼んでいます。傷病者が軽傷であったり、次の出動要請が入っているときなどに、搬送先医療機関の医師と電話で相談して、了解が得られた場合に用いられます。

3つの搬送パターンを紹介しましたが、例外もあります。私の経験ですが、3人の傷病者を対応した事例ですが、ドクターヘリでの搬送に加えて、防災航空隊の防災ヘリコプターで傷病者を搬送したことがあります。同じヘリコプターではありますが、ヘリコプターの大きさも搬送中の揺れ方も違い座席がない状況で、ヘリコプターの床に座りながら傷病者の処置や観察を行った経験をしました。そのため防災航空隊の隊員と協力しながら、安全に配慮して搬送を行いました。

他によく経験するのは、日の入り時間間際の事例や天候不良の事例などで、ランデブーポイントに到着はできたが、ヘリコプターをランデブーポイントに留めておくことができない状況では、ドクターヘリはフライトドクター、フライトナースを乗せずに基地病院に戻ってしまいます。救急車内で必要な処置を施した後に、救急車でJターンをした場合には、搬送先医療機関に傷病者を搬送後、フライトドクター、フライトナースは、公共交通機関で基地病院に戻ります。日の入り間際に、基地病院から遠方の消防署から要請があり、さらに遠方の医療機関に搬送した際には、基地病院に戻れたのが22時になることもありました。

●ドクターヘリ機体の特性

2021年6月現在、日本でドクターヘリとして使用している機体は54機で、5機種のみです。各基地病院が委託する運航会社が所有しているヘリコプターでドクターヘリ事業を行っていることから施設によって機体が異なっています。ドクターヘリとして使用している5機種は大まかには同じ大きさのヘリコプターですが、搭乗できる人数や最大航続時間、傷病者のドクターヘリへの搬入方法などの違いがあるため、注意が必要です。以下、それぞれの機体の特徴を示します。安全なドクターヘリ活動にしていくために、フライトナースは乗務する機体の特性をしっかりと理解しておくことが重要となります（以下は日本航空医療学会『ドクターヘリハンドブック』へるす出版、2015年、をもとに作成。写真提供はEC135以外、HEM-Net）。

＊ EC135　(24 機 /54 機)

会社	エアバスヘリコプターズ社
通常搭乗者数	6 名
最大全備重量	2,950Kg
最大巡行速度	253.7Km/ h
最大航続時間	3 時間 55 分
燃料容量	710L（560Kg）
特徴	世界で一番多く使用されている医療用ヘリコプター

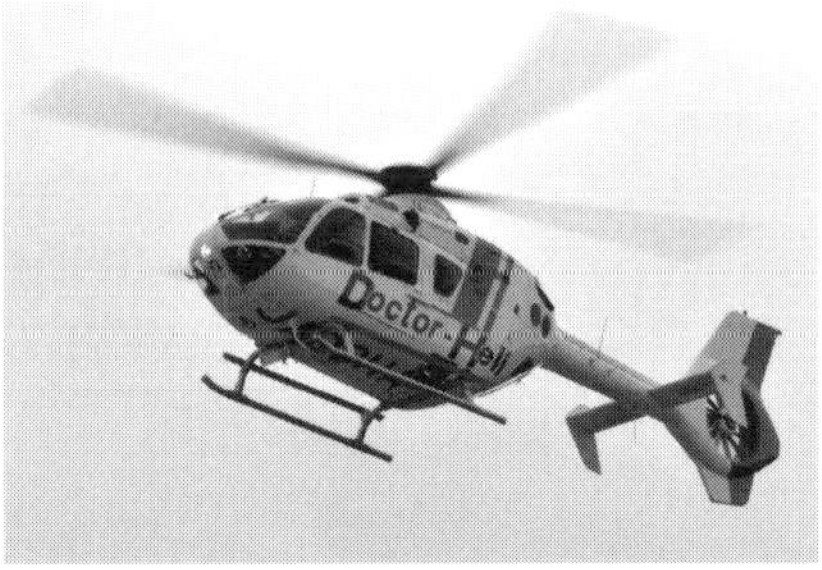

＊ BK117　　18 機 /54 機

会社	川崎重工株式会社
通常搭乗者数	7 名
最大全備重量	3,585Kg
最大巡行速度	246Km/ h
最大航続時間	3 時間 23 分
燃料容量	866L（693Kg）
特徴	搭乗人数、キャビン容積が最大のドクターヘリ

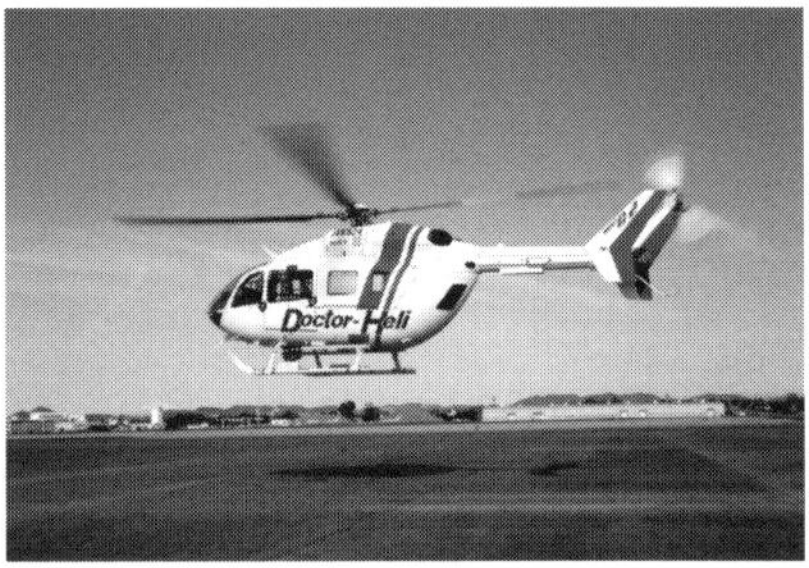

＊ MD902　　4 機 /54 機

会社	エアロパートナーズ社
通常搭乗者数	6 名
最大全備重量	2,948Kg
最大巡行速度	250.0Km/ h
最大航続時間	2 時間 36 分
燃料容量	717L（584Kg）
特徴	テールローターがなく安全。最も騒音値が小さいドクターヘリ

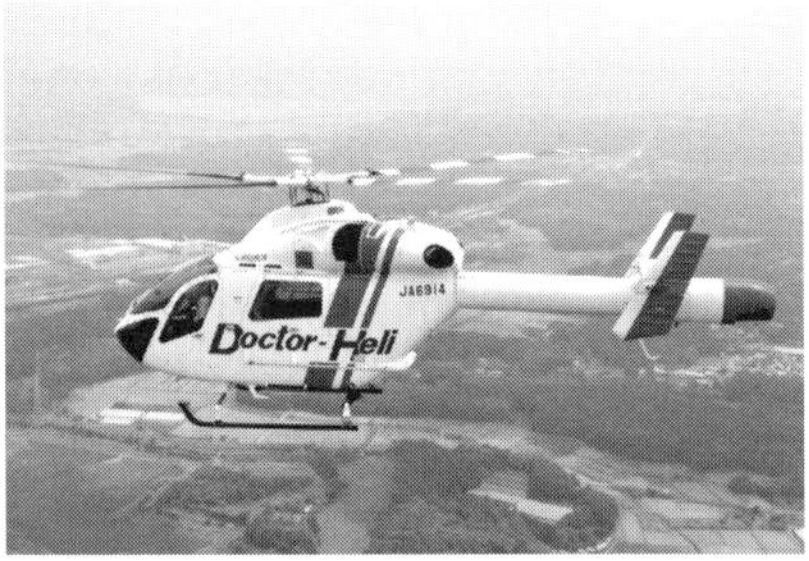

＊ AW109　5機/54機

会社	アグスタウエストランド社
通常搭乗者数	6名
最大全備重量	3,175Kg
最大巡行速度	290Km/ h
最大航続時間	3時間55分
燃料容量	710L（560Kg）
特徴	日本のドクターヘリの中では最速

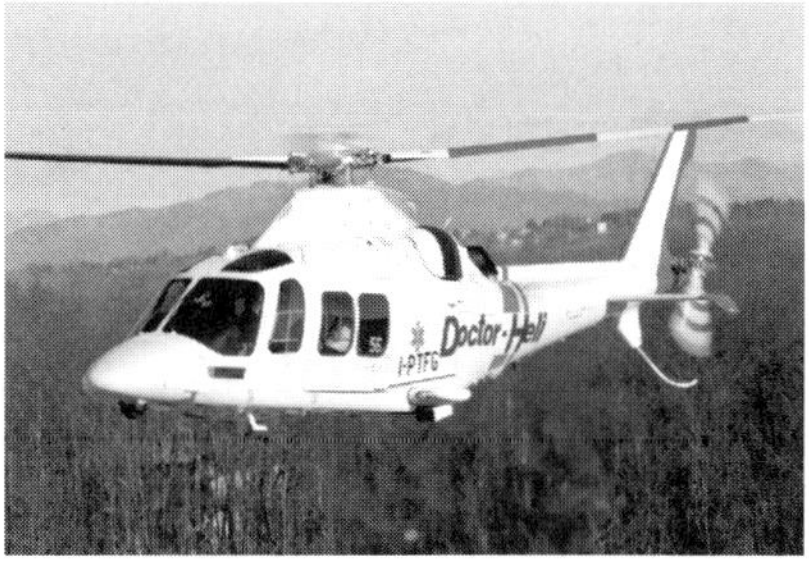

＊ BELL429　3機/54機

会社	ベルヘリコプター株式会社
通常搭乗者数	6名
最大全備重量	3,175Kg
最大巡行速度	262Km/ h
最大航続時間	3時間55分
燃料容量	814L（651Kg）
特徴	医療用を主な目的に開発されたドクターヘリ

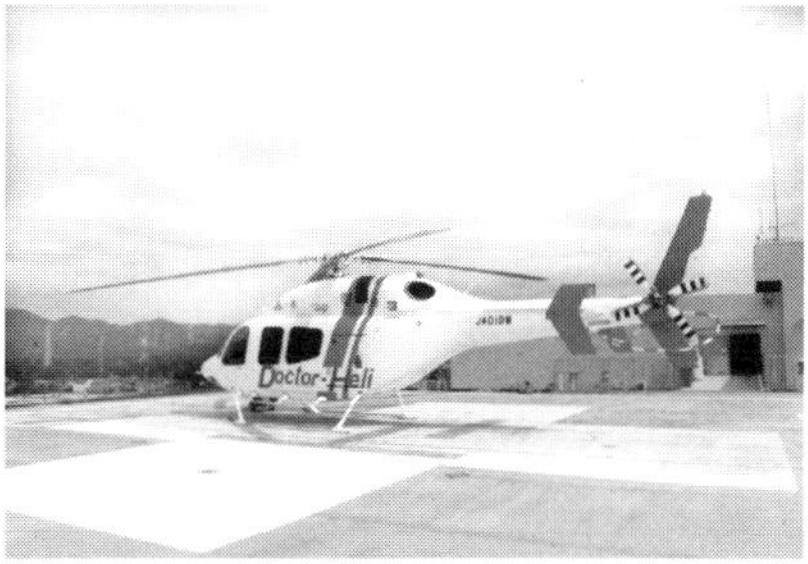

写真提供：HEM-Net（EC135以外）

●ヘリコプターは重量にシビア

ヘリコプターの機種によって最大積載量が設定されていますが、ドクターヘリを含めた航空機では人を含めた重量がとても重要となります。

小型航空機では、搭乗する人の体重を図って、最大離陸重量以内になっているかを確認することがあるくらいです。ドクターヘリにももちろん最大離陸重量が設定されており、医療資機材を含めた重量の管理が大切になってきます。そのため、フライトドクターの人数やフライトクルーの組み合わせによって、離陸できなくならないよう、運航会社が、各フライトドクターやフライトナースの体重を把握し、組み合わせや搭乗人数を調整することがあります。

ヘリコプターの特性として、エンジンに吸い込む空気の量が重要になります。そのため、空気の密度が変化すると、ヘリコプターの性能に影響してきます。分かりやすく説明すると、夏の気温が高い時期は空気密度が低下するため、より多くの空気をエンジン内に吸い込むために、多くのパワーが必要となります。そのため、ヘリコプター内に多くの資機材や人を積んでいると、離陸できなくなる可能性が出てきてしまいます。

一方、気温の低い冬の時期は空気密度が上昇するため、夏と比べてエンジンに吸い込む空気が少なくて済むことから、少ないエネルギーで飛行することができます。

ちなみに航空機を設計する場合や航空機に積載物を積載する場合に、積載物を定めた単位重量として、航空機に積載される重量を算出できるようにした重量を「設計単位重量」といい、乗務員・乗客1人当たり77kgとして計算されています。つまり、理論上では85kgのフライトナースだった場合、フライトドクターは69kg以内でないと、離陸できない可能性が出てきてしまいます。

人を含め、重量が重い時には、燃料自体を減らしてミッションを遂行することもありますが、燃料が少なくなると、飛行時間にも影響が出てきてしまいます。人が1人ヘリコプターから降りるだけで15分間長く飛行できるという試算もあるくらいです。

ヘリコプターは重量にシビアな乗り物であることをフライトナースを含めた医療者は理解しておくことが重要となります。

● 運航会社

ドクターヘリの運航については、各基地病院につき1カ所の運航会社に委託して運航されています。各施設が委託している運航会社が所有している機体にドクターヘリ特有のペイントを施すことで、ドクターヘリとして活用しているため、基地病院ごとにヘリコプターの機種に違いが生じています。

2020年3月現在、日本国内でドクターヘリを運航している運航会社は、12社となっています。各基地病院の運航会社を以下に示します。

会社名	保有機体	運航基地数（箇所）
朝日航洋株式会社	BK117、MD902	9
中日本航空株式会社	EC135、BELL429	14
西日本空輸株式会社	BK117、BELL429	5
セントラルヘリコプターサービス株式会社	BK117	5
学校法人ヒラタ学園航空事業本部	EC135、H145（BK117D-2）	10
鹿児島国際航空株式会社	AW109	3
東邦航空株式会社	BK117	2
本田航空株式会社	EC135	1
四国航空株式会社	BK117	1
株式会社ジャネット	EC135	1
静岡エアコミュータ株式会社	AW109	2
東北エアサービス株式会社	BK117	1

ドクターヘリの搬送は無料

ドクターヘリは、1機につき年間約2億5000万円の諸経費がかかります。2021年6月現在、全国に54機のドクターヘリが運航しているため、全国で年間135億円かかっていることになりますが、このすべてが税金で賄われています。多額の税金が使われており、高いと感じる人もいると思いますが、国民一人当たりに換算すると、年間たった105円です。これにより、全国で年間2万9055件（2018年度）の出動によって多くの命が救われるなど恩恵を受けることができています。

一方、ドクターヘリを利用することになった傷病者は、ドクターヘリの搬送にかかわる費用を支払う必要はありません。救急車と同じで無料でドクターヘリがやってきて、搬送までしてもらうことができます。しかし、実際に提供を受けた診療費は別途傷病者に支払っていただきます。後日ドクターヘリ基地病院の事務から請求が届く仕組みになっています。傷病者や家族の中には、ドクターヘリが飛来してきて診療を受けているため、膨大な額の支払いがあるのではないかと不安に思っている人がいるため、フライトナースは、傷病者及び家族に対して診療費の支払い方法などについての説明も行っています。

業務に必要となる通信機器

ドクターヘリの活動をするうえで、さまざまな通信機器を扱うことになります。日常の看護師業務の中では、見る機会がないような通信機器を使用し、適格な情報収集、情報発信が求められます。

その一つにドクターヘリの機内に設置されている無線機があります。ドクターヘリの飛行中は、消防や基地病院と無線を介してコミュニケーションを図ることになります。これらの無線を使用するためには、第3級陸上特殊無線技士以上の資格が必要となります。そのため「第3級陸上特殊無線技士の資格を有する」をフライトナース選考要件の中に盛り込まれている施設もあります。

栃木県ドクターヘリでは、フライトドクター、フライトナース、CS、パイロット、整備士は、常時、簡易無線機を携帯し、情報交換をしているため、簡易無線機の使用方法についても熟知しておく必要があります。さらに山間部など携帯電話が通じない地域では、衛星携帯電話を使用することがあります。衛星携帯電話は衛星を介して電話回線を取得するため、特殊な技術が必要になってきます。加えて、栃木県ドクターヘリはIP無線（携帯電話の電波を利用した無線機）も導入しており、IP無線を介して、基地病院だけでなく県内の医療機関および栃木県庁とも連絡を常時とれる仕組みを取り入れている

通信機器	積載場所	使用者	使用用途
院内用 PHS	携帯	FD,FN	院内での情報共有
簡易無線機	携帯	FD,FN,CS,P,ME	院内、プレホスピタルの活動現場での情報共有
携帯電話（業務用）	携帯	FD	プレホスピタルでの活動現場からの情報共有
携帯電話（個人）	携帯	各自の判断	プレホスピタルでの活動現場からの情報共有
IP 無線	携帯	FD,CS, ヘリ機内	ヘリ機内や現場での情報共有。GPS機能を活用した、活動同線の把握
医療業務用無線	ヘリ機内	FD,FN,CS,,P,ME	基地病院、ヘリ、要請元消防との情報共有
衛星携帯電話	ヘリ機内	FD,FN	携帯電話の電波不良地域での情報共有

（注）＊FD：FlightDoctor（フライトドクター）、FN：FlightNurse（フライトナース）、CS：CommunicationSpecialist、P：Pilot（パイロット）、ME：Mechanic（整備士）
＊各基地病院によって使用する通信機器は異なります。

ことから、フライトナースとして活動するためには、さまざまな通信機器が扱えるようになる必要があります。

IP無線は、携帯電話の電波を使用した無線機のため、秘匿性に優れていること、同時に多数の端末に情報を発信できることから、通常のドクターヘリの対応だけでなく、災害発生時の情報共有ツールとしても、効果を発揮しています。さらに動体監視できる機能がついていることで、IP無線機を持ったクルーの位置が分かることも、ドクターヘリを運航する上で便利な機能の1つであると言えます。

前のページに、例として栃木県ドクターヘリで使用している通信機器をまとめました。

●ドクターヘリの全国配備状況

2021年6月現在、全国45道府県、63施設で54機のドクターヘリが配備されています。配備されている道府県の数と基地病院の数、ドクターヘリの機体数に違いがあるのは、北海道のように広大な地域には複数機のドクターヘリが配備されていたり、ドクターヘリ1機を当番制で複数の基地病院で共同運航している自治体があるためです（ドクターヘリ基地一覧は巻末参照）。

●共同運航で基地病院の負担を減らす

ドクターヘリ運航施設は、各道府県でさまざまな取り組みをしています。その取り組みの一つに共同運航があります。例として、茨城県では独立行政法人国立病院機構水戸医療センターと水戸済

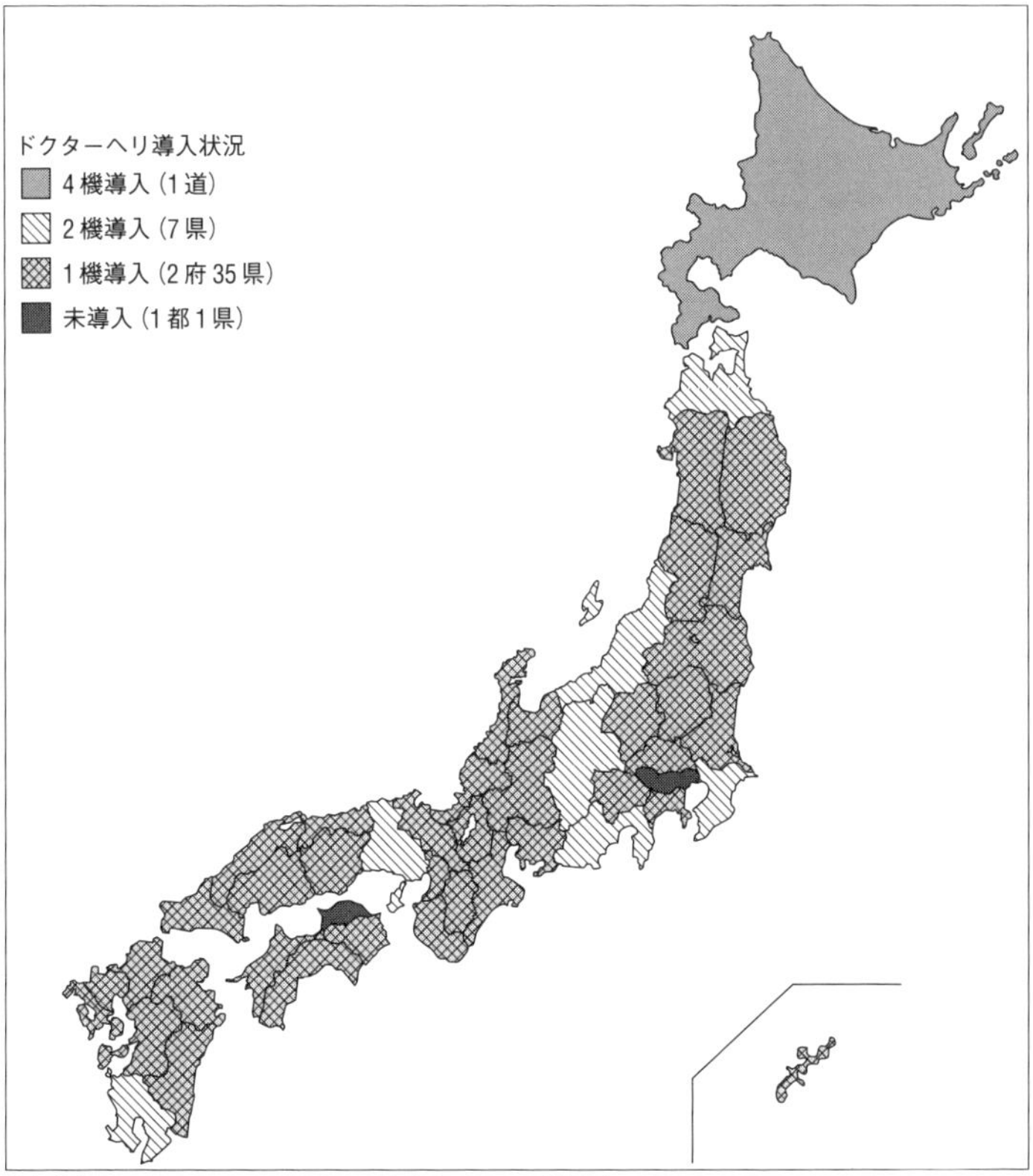

（出典）HEM-Net ホームページをもとに一部改変

生会病院が共同運航しています。茨城県の共同運航は、毎週週の前半は水戸医療センター、後半は水戸済生会病院が基地病院となりドクターヘリの運航をしています。曜日によってヘリコプターと運航クルー（パイロット、整備士、CS）が移動することで、ドクターヘリの運航を行っています。共同運航の最大のメリットは、基地病院の負担を半減できる点にあります。ドクターヘリは年中無休で運航していかなければならないため、平時の救急車対応と同時にドクターヘリを運行し続けるのは基地病院の負担が大きくなります。そこで考えられたのが共同運航です。必ずしも茨城県と同じスタイルではありませんが、各自治体によって、より効率的にドクターヘリを稼働できるよ

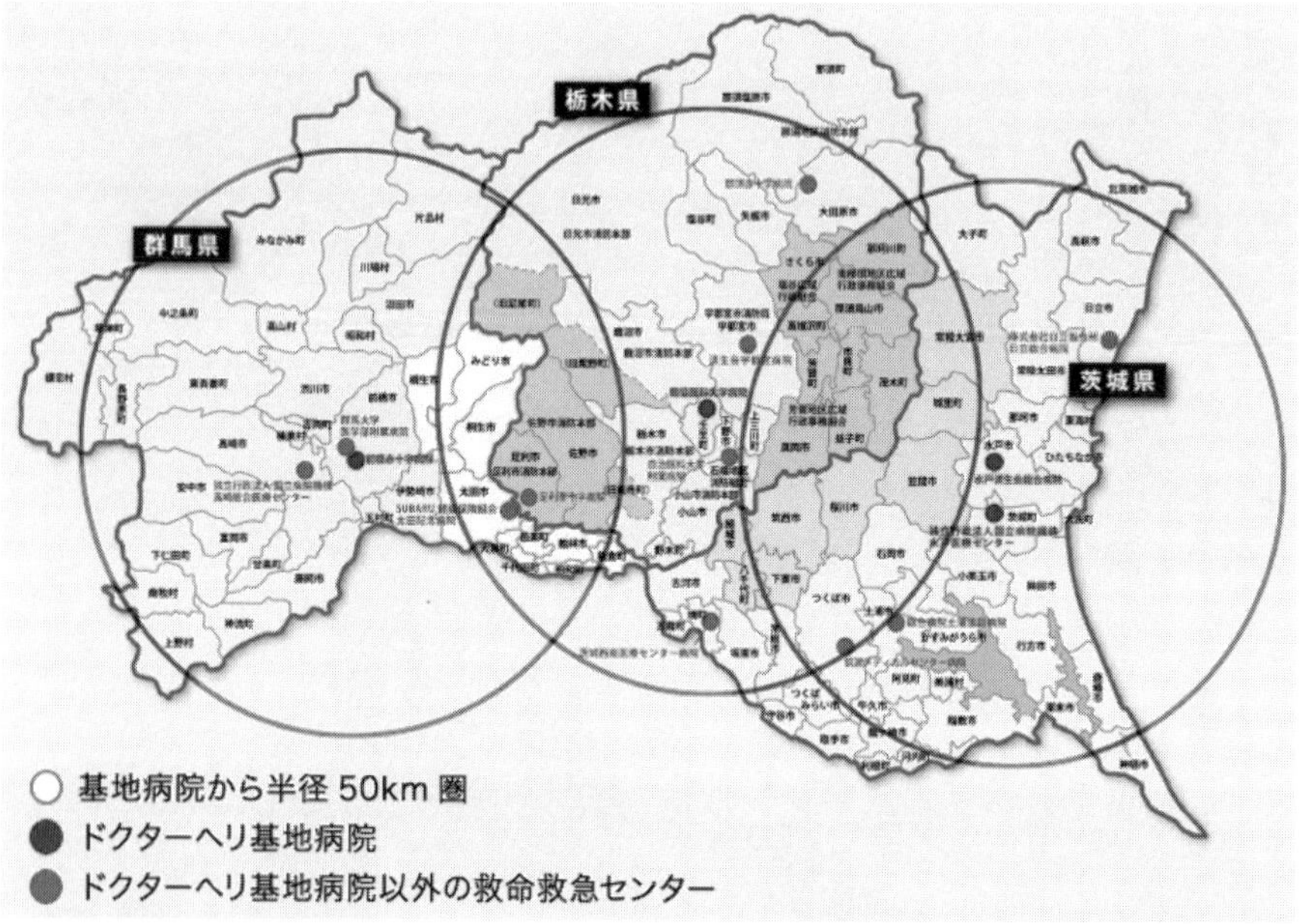

出典：獨協医科大学病院ホームページより

うな取り組みが行われています。

広域連携で協力

ドクターヘリの普及に伴いドクターヘリの出動件数も年々増加していることにより、重複要請（出動中にほかの要請が入ること）により対応が困難になる事案が増加しました。そこで考えられたのが広域連携です。基地病院のある自治体のドクターヘリが出動中で対応できない場合、近隣の自治体のドクターヘリが代わりに出動できるような取り組みです。

私の所属している栃木県ドクターヘリでは、「茨城県、栃木県及び群馬県ドクターヘリ広域連携に係る基本協定」を2011年に締結し、栃木県、群馬県、茨城県のドクターヘリが協力し合って、傷病者の対応をしています。

この協定により、消防が自県のドクターヘリを要請した際に自県のドクターヘリが出動中であった場合、基地病院から半径50㎞圏内であれば隣の県のドクターヘリを要請することができるようになりました。時には、栃木県ドクターヘリが茨城県で活動し、時間差で群馬県ドクターヘリと茨城県ドクターヘリが栃木県内で活動し、栃木県ドクターヘリが栃木県内に帰投した時点で、3機のドクターヘリが栃木県内にいたこともあります。北関東3県だけでなく、全国さまざまな地域で広域連携を行い、より多くの事案にドクターヘリが出動できるようになっています。

● 世界のドクターヘリ

世界で初めてドクターヘリを導入したのはスイスで、1952年に山岳遭難者を救護し病院へ搬送する仕組みとして作られました。スイスでのドクターヘリの運航開始は、日本のドクターヘリが運航開始されるより49年も前に遡ります。1970年代になると、交通事故などに対応したドクターヘリの運航がドイツやアメリカで開始され、1980年代には、オーストラリア、フランス、イギリス、イタリア、スペインなど世界中でドクターヘリが運航されるようになりました。日本では「ドクターヘリ」と呼ばれていますが、世界では「Emergency Medical Helicopter（救急医療用ヘリコプター）」や「Air Ambulance（空の救急車）」などと呼ばれてます。日本のようにドクターが搭乗していないこともあるため、ドクターヘリとは呼ばれていません。

日本のようにヘリコプターに医師と看護師の組み合わせでヘリコプターに搭乗している国ばかりではありません。アメリカでは看護師2名、もしくは看護師とパラメディック（特別救急医療士＝高度な救急処置技術を持つ救急隊員）の組み合わせでヘリコプターに搭乗します。ドイツ、スイス、フランスなどでは、医師とパラメディックの組み合わせでドクターヘリを運航しています。

日本のように基地病院となる医療施設にヘリコプターを駐機させずに、日本でいう消防署にヘリコプターを駐機させ、そこから傷病者のところへ行き、医療処置後、医療機関を選定して搬送するシステムの国もあります。このようなシステムを導入している国では、フライトナースは消防署に就職し、そこでドクターヘリに関わる研修を受けて、フライトナースとして活動することになります。フライトナースが行うことができる医療処置も日本とは異なり、日本では医師のみしか行えない医療処置もフライトナースやパラメディックが行うことができるため、医師がドクターヘリに搭乗しなくても傷病者に適切な医療を提供することができています。

日本のようにすべての運行に必要な資金を税金で賄っている国は少なく、社会保険、患者本人（医療保険）に請求している国や民間からの寄付金で賄っている国もあります。イギリスではウィリアム王子がヘリコプターの運転免許を持っていることから、２０１５年から3年間で実際にドクターヘリを操縦し、１５６回出動して、１４９人を救助しました。さらにそこで得た報酬をすべて寄付したことから、ドクターヘリへの寄付金が3倍に増えたという話もあります。

日本では行っていませんが、ドクターヘリを夜間も運航している国があります。日本でも話題にあがることがありますが、日本は電線が多いことや、離発着場の照明設備の問題、さらには日本のドクターヘリには夜間に計器飛行するための機能やレーダー設備が備わっていないことから、実現できていないのが現実です。

第2章 フライトナースの看護実践

ここでは、フライトナースの実際の活動について説明していきます。その前に、装備品やドクターヘリに持ち込む資材について説明します。

●フライトナースの装備品

＊フライトスーツ

施設によってデザインは異なりますが、機能として難燃性があることが推奨されています。難燃性というのは、熱に強く燃えにくい生地を使っているということです。なぜなら、交通外傷などの現場で活動する際、車のマフラーなど高温なものに服が触れると、服が解けて重症の火傷をする可能性もあるため、難燃性の生地を使ったフライトスーツが推奨されています。

栃木県ドクターヘリでは、難燃性の生地を使用したつなぎ（ワンピース）タイプのフライトスーツを採用しています。セパレートタイプ（上下別）のフライトスーツを採用している施設もあります。また、栃木県ドクターヘリは、夏用と冬用の2種類のフライトスーツを作成しており、時期によって使い分けています。どちらのタイ

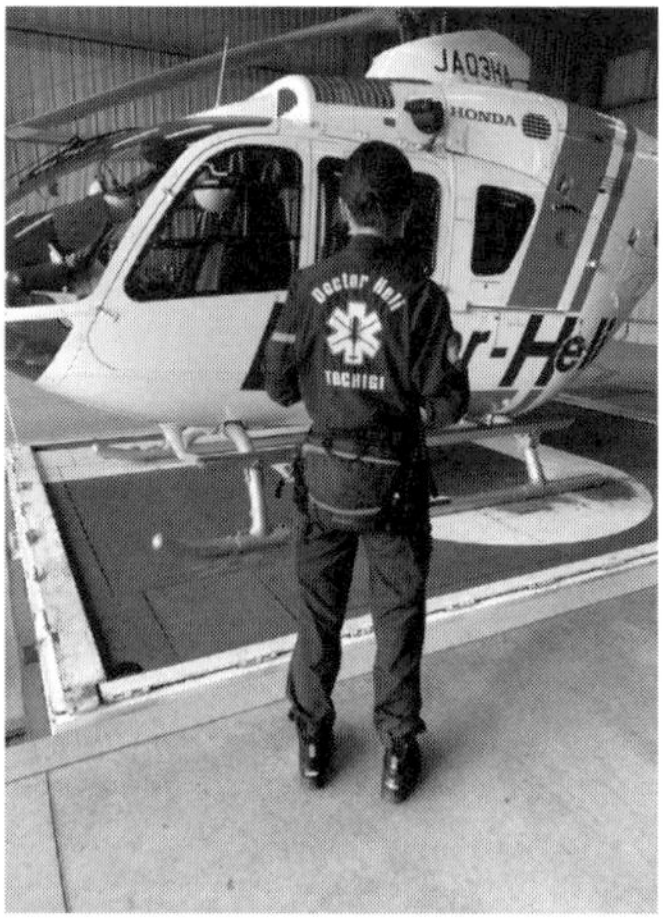

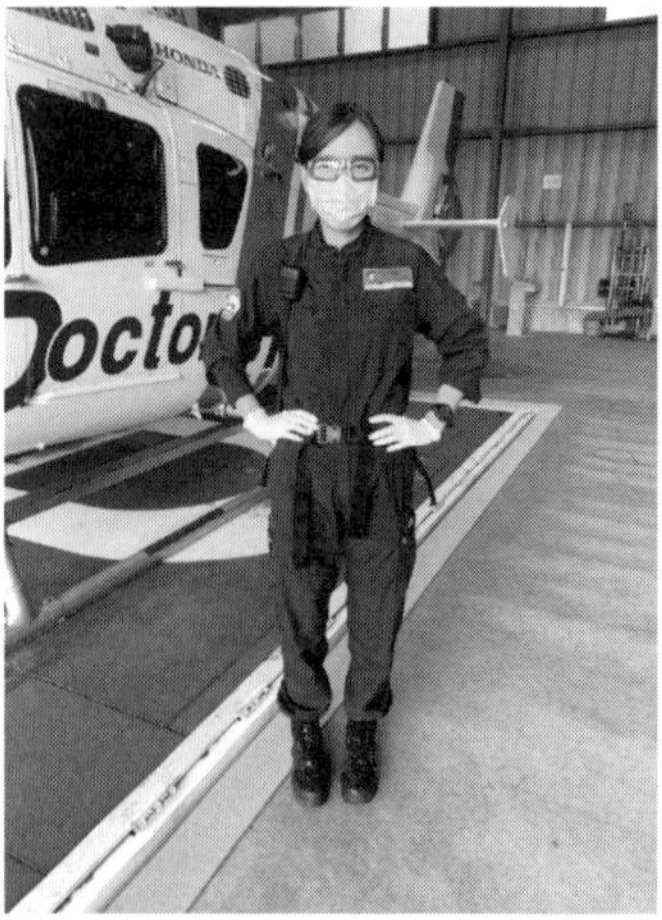

プのフライトスーツもチャック付きのポケットを多く作成しており、現場活動するために必要な小物を収納しています。冬用のフライトスーツを着用していても、冬場や県北の山間部では気温が低くなるため、ジャンパーも独自に作成しており、冬場には基地病院を出るときにジャンパーを着て出動したり、春先や秋口などは県北の山間部に行くことを想定して、朝のヘリコプターへの資機材搬入時に各自のジャンパーをヘリコプター内に積み込んでおきます。

＊靴

消防隊員が使用しているのと同じ、安全靴（ブーツタイプ）を使用します。安全靴とは、足のつま先部分に金属カバーがかかっていて、足に重いものが落ちてきても守ってくれる靴をいいます。プレホスピタルで活動するフライトナースは、何よりも自分自身の安全に注意を払う必要があります。

＊キャップ・ヘルメット

頭部を保護するために、栃木県ドクターヘリはオリジナルのキャップを作成しています。個人の判断で使用するようにしています。事故現場などで活動する際には、ヘルメットを装着して活動しています。

＊ゴーグル

感染予防の目的でアイシールドやゴーグルを装着して活動することもあります。

＊個人のバッグ

現場活動を効率的にするために、多くのフライトナースは個人のバッグを装備しています。ウエストポーチタイプを使用する人も多いですが、私はウエストと太ももに固定するタイプのバッグを使用しています。バッグの中には、駆血帯、アルコール綿、予備の点滴針、聴診器、ペンライト、ボールペンの予備、手指消毒薬、ハサミ、予備の薬剤（傷病者が心停止となった際に緊急で使用する薬剤など）、携帯電話、ＰＨＳ、簡易無線機、財布などを入れています。

●ドクターヘリで取り扱う資器材

＊ヘリコプターに持ち込む資器材

各施設によってバッグの呼び名は違いますが、大きく分けて、成人用バッグ、小児用バッグ、ナースバッグ、モニター用バッグを毎日点検し、ヘリコプターの中へ積み込んでいます。33ページでも説明しましたが、ヘリコプターには重量制限があるため、機内に持ち込む資機材に関しても、重量を意識して内容を検討しています。バッグの中身について以下に説明していきます。

（資器材の呼び名は、栃木県ドクターヘリでの呼び方としています。）

＊成人用バッグ

主に成人の傷病者に使用する資器材が収納されています。具体的には気管挿管と言って、気管内にチューブを挿入し、人工呼吸を行うために必要な物品や傷口の縫合や胸腔ドレーン（胸に穴をあけてチューブを挿入するチューブ）を入れるための物品などが収納されています。重量は約８・５kgです。

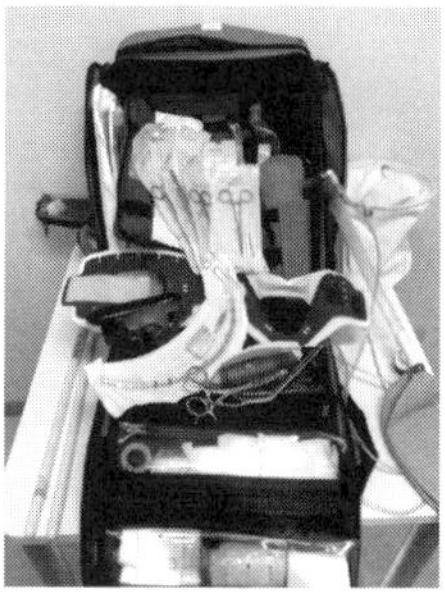

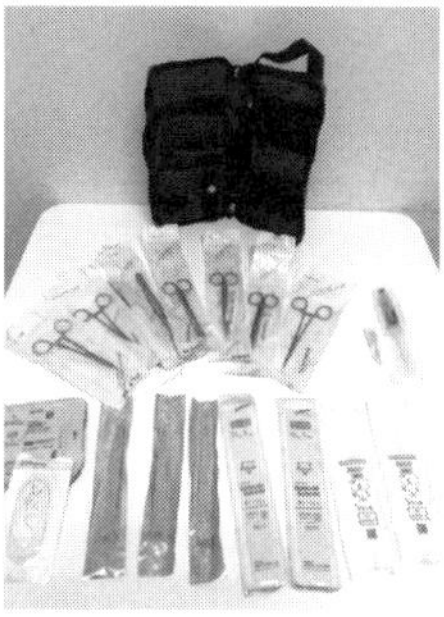

＊小児用バッグ

新生児から学童期の傷病者は、成人と使用する物品が異なります。そのため、小児の傷病者用に細い針の点滴セットや気管内に挿入するチューブなどを収納してあります。小児の事案の時にヘリコプターから持ち出すように準備してあります。バッグの重量は約３・４kgです。

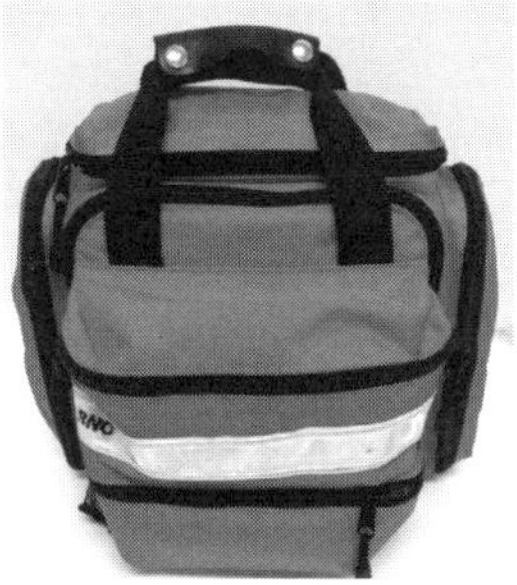

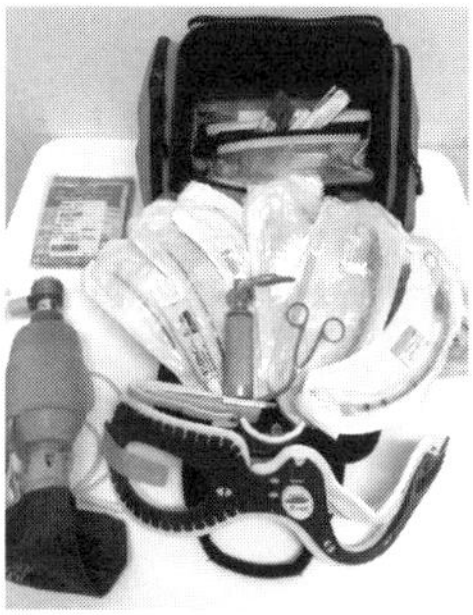

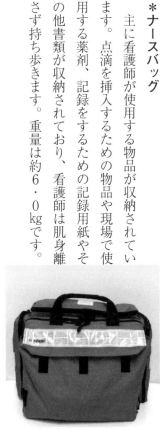

＊ナースバッグ

主に看護師が使用する物品が収納されています。点滴を挿入するための物品や現場で使用する薬剤、記録をするための記録用紙やその他書類が収納されており、看護師は肌身離さず持ち歩きます。重量は約6・0kgです。

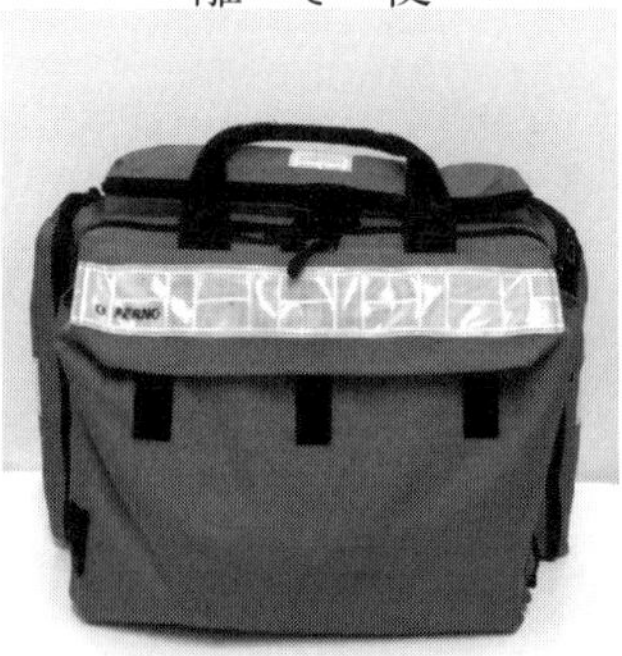

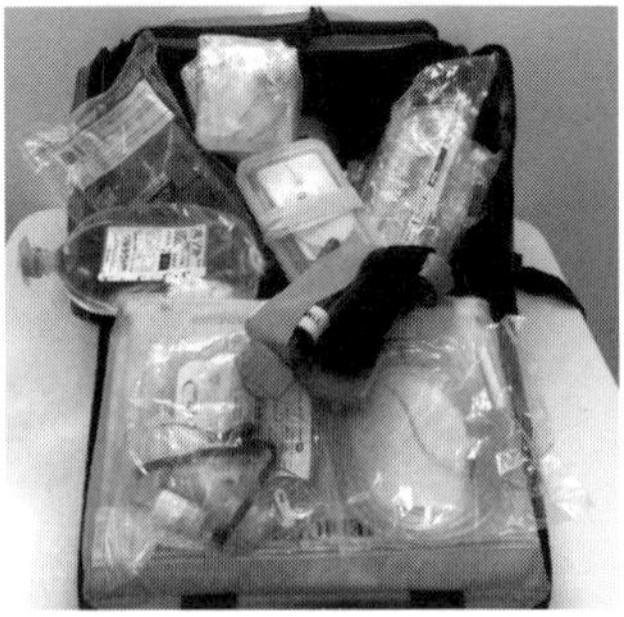

＊モニター用バッグ

傷病者に使用する移動用のモニターや携帯型の超音波検査の機器などが収納されています。それぞれの機械は数十万~数百万円もする高価なものですが、現場の医療活動に必要な資機材であるため、バッグに入れて持ち運んでいます。バッグの重量は4・8kgです。

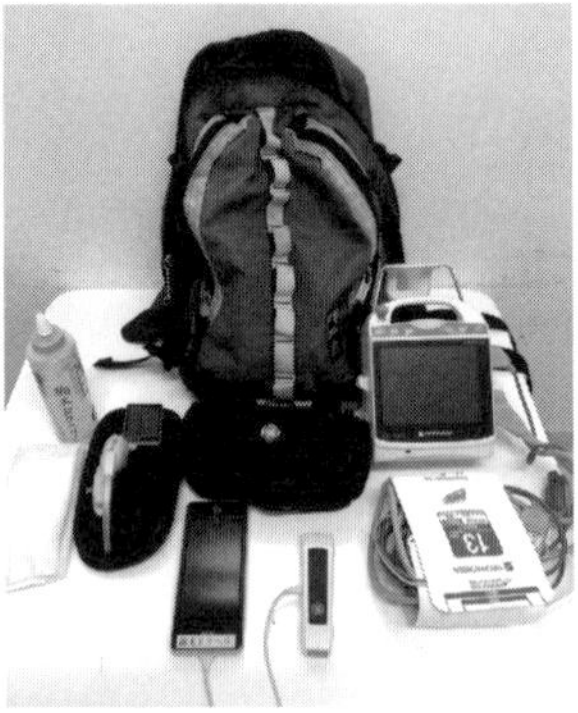

＊おいてきぼりバッグ

栃木県ドクターヘリでは、フライトドクターが2名ドクターヘリに搭乗しているため、2カ所のドクターヘリ事案に対応することがあります。また、現場で診療を終了した後に、基地病院ではない他の医療機関に搬送する次の事案に備えて、1人のフライトドクターのみで行う場合があるため、このバッグを準備しておき、フライトドクターが2カ所に分かれて活動するときに使用しています。そのため、このバッグの中には薬剤や超音波検査の機器なども収納されています。バッグのネーミングは、栃木県ドクターヘリのオリジナルです。重量は約5・4kgです。

＊薬剤バッグ

ドクターヘリの活動現場では、麻薬を使用することがあります。そのため、麻薬は衝撃吸収の特殊なケースに入れて、フライトドクターが肌身離さず携帯しています。またその他の薬剤は、ナースバッグの中に収容しています。また、輸液に使用する点滴ボトルですが、天候や季節に合わせて、冷やした点滴ボトルや加温した点滴ボトルなども準備しています。輸液のボトルは、５００㎖ですが、平均して5本（計2・5kg）をヘリコプター内に積み込んでいます。

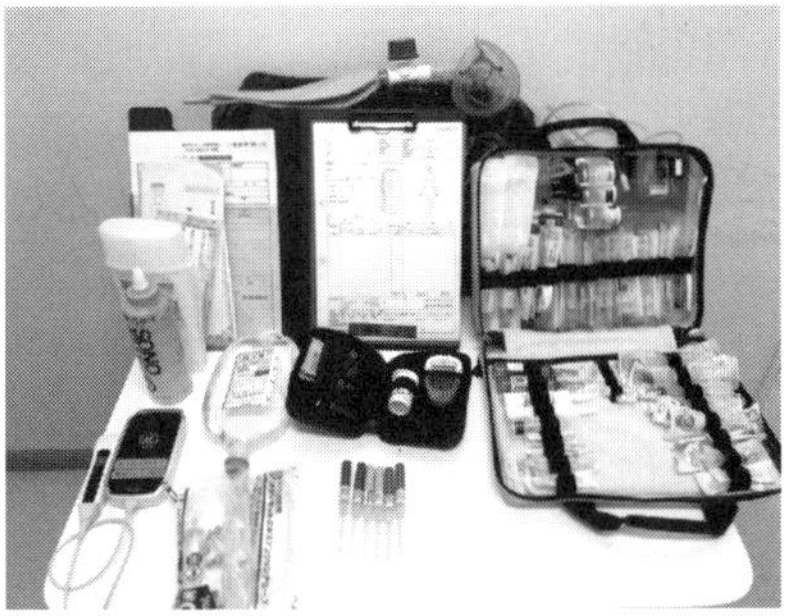

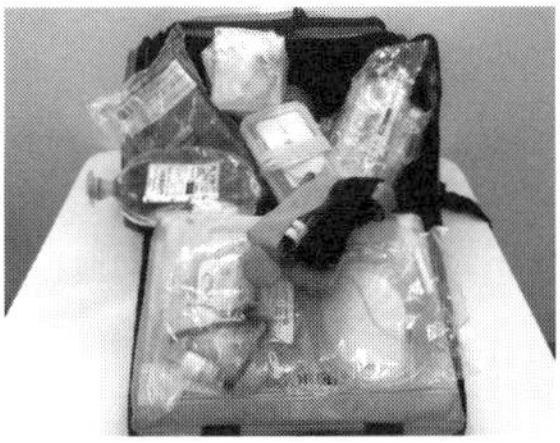

ヘリコプターに装備されている資器材

＊外傷バッグ

現場で心のう穿刺《せんし》（心臓の外側に挿入するチューブ）や開胸術（胸を開ける手術）などを行う場合に必要となる資機材を入れたバッグになっています。これらの処置は、毎回のように行われるわけではなく、患者の病状に合わせて行われるため、ヘリコプター内に常備しておき、必要な時にヘリコプターから持ち出すように準備してあります。ランデブーポイントのヘリコプターのすぐ隣に救急車内が待機していればすぐに取りに行くことができますが、ランデブーポイントから支援車などで移動するドッキング方式となった際には、ドッキングするまでの間にこれらの処置をする可能性を考慮し、移動時にヘリコプターから持ち出す必要があります。バッグの重量は、約10・0kgです。

＊人工心臓マッサージ機（オートパルス人工蘇生システム）

ドクターヘリの機内は狭小空間であり、フライト中には安全のためフライトドクター、フライトナースはシートベルトを装着しているため、患者が心肺停止に陥った場合に有効な心臓マッサージをするのが困難になります。そのため搬送中に心肺停止に陥る可能性が

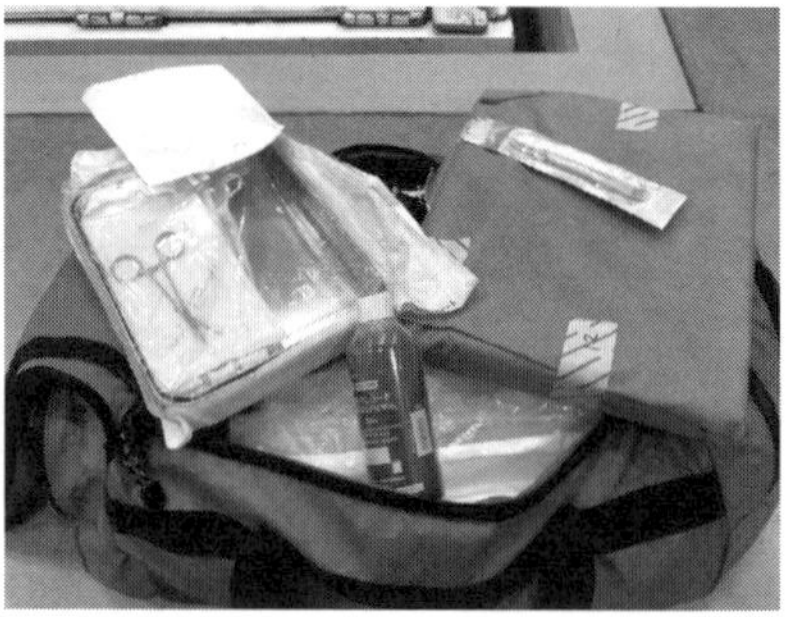

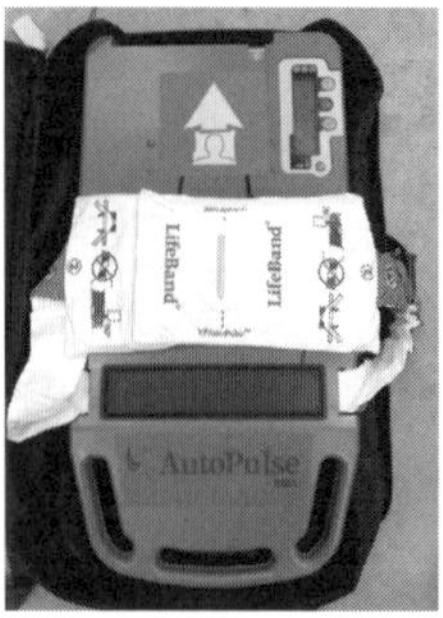

ある患者には、ヘリに収容前に、人工心臓マッサージ機を装着し、いつでも作動できる状態にしています。人工心臓マッサージ機は重量が重いため、重量制限があるドクターヘリに装備することに対して、賛否両論はありますが、現在では資機材として機内に装備している基地病院が増えています。人工心臓マッサージ機（オートパルス人工蘇生システム）の重量は、約13・6kgです。

＊全脊柱固定器具《ぜんせきちゅうこていぐ》（バッグボード）

外傷患者を搬送する際に、全脊柱固定（全身の背骨が動かないように固定すること）を実施して搬送することが頻回にあります。その時に使用する資器材になります。一般的には救急隊が初めに装着した全脊柱固定器具を現場から借用して、搬送先医療機関に搬送することが多いのですが、状況によって現場でヘリコプターの全脊柱固定器具に乗せ換えることもあります。また、救急隊から借用した場合には、消防署内の全脊柱固定器具の在庫の数によっては、ドクターヘリの物を貸し出すことも行っています。救急隊から貸借した場合には、現場で救急隊と返却の方法を調整することもフライトナースの重要な役割になっています。全脊柱固定器具の重量は、約7・4kgです。

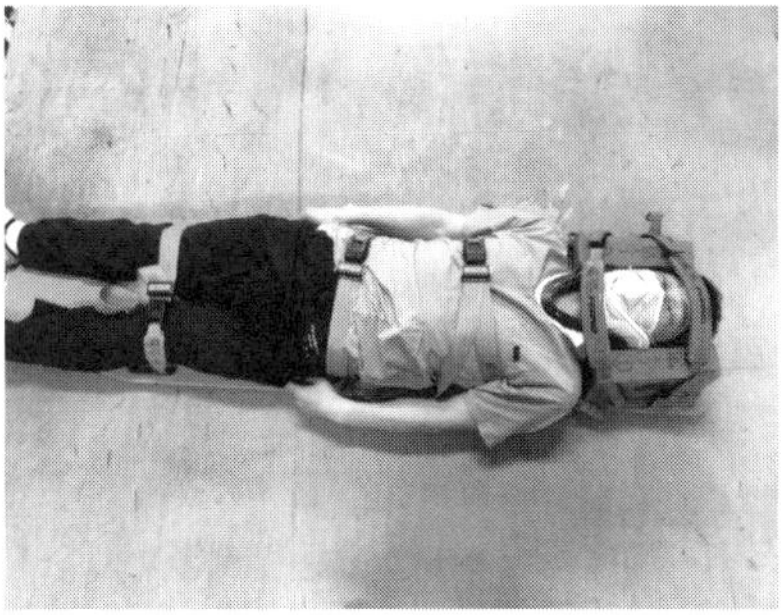

＊ＡＥＤ（自動体外式除細動器）

ドクターヘリで患者を搬送する際、心室細動（Ｖｆ）などの不整脈が出現した際、除細動が必要になります。除細動の機能がついたモニターをヘリコプターに搭載しているドクターヘリもありますが、重量の問題から栃木県ドクターヘリでは、移動用モニターとＡＥＤを別に搭載しています。また、フライト中にＡＥＤを使用し除細動を行う場合には、必ずパイロットの許可を得なければなりません。除細動を使用するときの電圧の変化がフライト中の機体の変化につながる可能性があることをフライトドクター、フライトナースは十分に理解して使用する必要があります。

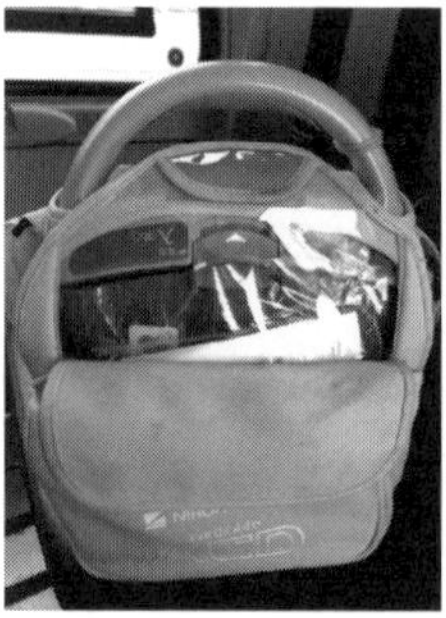

●資器材点検・準備

ドクターヘリ運航開始時間は施設によって若干異なりますが、平均的には8時30分運航開始としている基地病院が多数を占めています。毎日、運航開始時間までに各医療資器材の点検を行っています。栃木県ドクターヘリでは8時には医療資器材をヘリコプターに積み込むため、私の場合、フライトナースの担当の日は7時から7時15分には出勤し、医療資器材の点検を行っています。

ドクターヘリが出動する現場は、病院内とは違いヘリコプターに積み込み持参できる医療資機材は限られるため、医療資機材の点検はとても重要になります。現場で使用する医療資機材や薬剤などの定数、サイズ、使用期限などについて毎朝点検を行っています。また、それぞれのバッグのどこのチャックに何が入っているかまで把握している必要がありま す。現場で行われる処置は、的確に短時間で行うことが求められますので、毎回の点検を通してドクターヘリ活動に必要な医療資機材の収納場所や定数などを熟知することも大切です。さらに、生体モニターや超音波検査機器などの精密機器についても、朝の点検で正常に作動するかを点検する必要があります。毎日問題なく使用できていても、バッテリーの不足やその他の不具合が出ることがあるため、いつでも問題なく使用できる状態にしておくために、毎日作動状況の点検を行います。

ドクターヘリで使用する医療資機材を熟知しているフライトドクターもいますが、医療資器材の管理は主にフライトナースが行うことが多いため、責任をもって医療資器材の管理を行うことが求められています。しかし、多数傷病事案などの際には、状況によってフライトドクターと違う場所（隣の救急車など）で活動することもあるため、フライトドクターもドクターヘリの医療資機材や定数等が把握できるようにフライトナースが意図的に関わる必要もあります。施設によっては、業務前点検にフライトドクターと合同で行っている施設もあり、このような体制はチームとしてドクターヘリを運航していくための理想な形であるといえます。

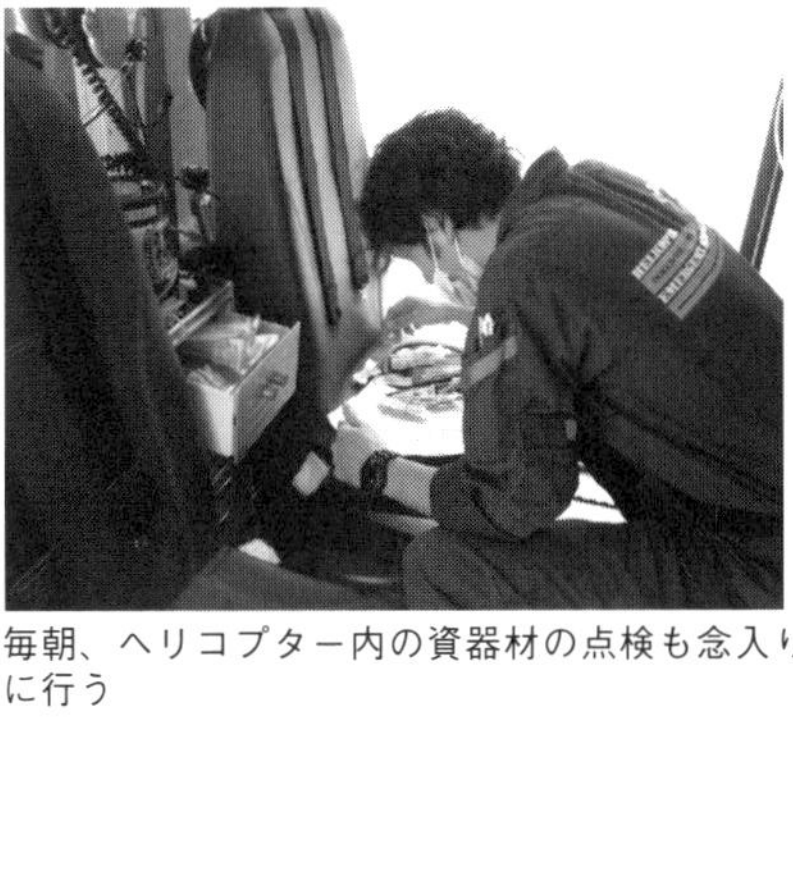
毎朝、ヘリコプター内の資器材の点検も念入りに行う

医療資機材を運航開始前に点検し、ドクターヘリの機体に積み込んだ際には、ドクターヘリに常備されている機材の点検や運航管理室とヘリコプター内の無線機に不具合がないか、無線の通話試

験を行っています。さらに、栃木県ドクターヘリでは、簡易無線機を各クルーが携帯しているため、簡易無線機の通話試験も毎日行っています。

各通信機器の通話試験後には、パイロットからヘリコプター内で安全ブリーフィングと呼ばれる安全なドクターヘリの運航に向けた説明が行われています。内容としては、飛行中不時着してパイロットや整備士が対応できない場合のエンジン停止手順の確認、緊急脱出の方法（ドアが開かない場合の窓枠の外し方）、航空機用救命無線機*（ELT＝Emergency Locator Transmitter）の手動操作方法などについて、聞いたことが有る無しに関わらず毎日行われています。そうすることによって万が一のことがあっても慌てず各個人が対応できるように訓練されています。

*航空機用救命無線機＝ヘリコプターが墜落した時の衝撃で自動的に遭難信号を発信する無線機を言います。この信号を基に墜落現場の捜索が行われます。

●ブリーフィング

ブリーフィングとは、日本語で「事前説明」などと訳されます。もともと航空軍事用語ですが、ドクターヘリでも日常的に使用されている言葉になります。ドクターヘリ運航に関わる各職種が集まり、その日一日安全運航となるための情報の共有をする場となっています。

栃木県ドクターヘリでは、毎日8時の医療資器材積み込みが終了し、ヘリコプター内での安全ブリーフィングが終了した後にCS、パイロット、整備士、フライトドクター、フライトナースが運行管理室に集まって行っています。CSからは一日の予定（予定されている消防との訓練やその日使用できないランデブーポイントの情報など）、パイロットからは主にその日の天候情報、整備士からはヘリコプターの整備状況について説明されます。さらにフライトナースからもドクターヘリでの活動において共有すべき情報が話されることで、その日のドクターヘリチームが情報を共有でき、ドクターヘリの安全運航のために毎日必ず行われています。

デブリーフィング

デブリーフィングとは、日本語で「事実確認」などと訳されます。ブリーフィングと同様に航空軍事用語でしたが、ドクターヘリでも日常的に使用されている言葉になります。ドクターヘリの運航終了後には、CS、パイロット、整備士、フライトドクター、フライトナースが運行管理室に集まり、一日の振り返りを行っています。その日要請のあった事案に対し、それぞれの立場からの意見をあげることで、今後の活動がより安全で効果的なものになるように、ブリーフィングと同様で毎日必ず行われています。

スタンバイ時の活動

ドクターヘリの運航時間は、基地病院や運航会社によって若干の違いはありますが、ほとんどの基地病院は、8時30分から日没30分前、または季節によって17時30分までなどと運航可能時間を指定しています。その間、消防からのドクターヘリの要請を待っている時間のことを「スタンバイ時」と表現しています。以下にスタンバイ時のフライトナースの活動について説明します。

病棟を含む救命救急センターの場合、スタンバイ時には病棟の患者さんの全身清拭や口腔ケアなど、救命救急センター病棟の看護師が行っている看護ケアなどを特定の患者は担当せずに行っています。病棟の看護師のように患者を受け持ちしていると、ドクターヘリの出動要請に速やかに対応できません。そのため、患者の受け持ちはせずに病棟内をフリーで動き回り、病棟の看護業務が円滑に遂行できるような活動をしています。また、病棟の看護師もフライトナースの状況をよく理解しているため、ドクターヘリ出動要請時には、その時点でフライトナースが行っている看護ケアをすぐに引き継ぎ、速やかに出動できるように協力してくれます。一方、外来が独立している施設の場合、入院患者の看護ケアを行うのではなく、救急外来の患者や救急搬送された患者の処置の介助などの看護ケア、家族への対応を行いながらドクターヘリの出要請に備えています。

基地病院とヘリポートが離れている施設では、毎朝、基地病院からドクターヘリの医療資機材をもって、ヘリコプターが待機しているヘリポートへ行き、ブリーフィング後は事務作業などをしながら、ドクターヘリの出動要請を待機している施設もあります。普段は基地病院の屋上へリポートにドクターヘリを待機させている施設でも、強風や天候不良により屋上へリポートからのヘリコプターの離発着が困難な場合には、県のヘリポートなどの地上のヘリポートにヘリコプターを待機させ、フライトクルーも地上ヘリポート内の待機室で事務作業などをしながら、ドクターヘリの出動要請に備えています。

●ドクターヘリ出動要請から離陸まで

栃木県ドクターヘリでは、フライトドクター、フライトナース、CS、パイロット、整備士が簡易無線機を常時携帯しており、CS室の電話に消防からの出動要請が入ると、出動要請の電話の着信音を簡易無線機から流すことで、フライトクルー全員がドクターヘリ出動要請を認知して、出動に向けてヘリポートに参集するようになっています。他には、全館放送で出動要請の連絡をしていたり、それぞれのクルーが持っているPHSに出動要請の電話をしている基地病院もあります。

消防からの出動要請から、ヘリコプター離陸までの時間は、平均して3～5分です。フライトナースは、いつ出動要請が入っても動き出せるように気を張り詰めています。

ドクターヘリの出動から帰院してすぐに次の出動要請が入ることもめずらしくありません。この場合、トイレを済ませておくなど身体的な準備の他に、前回の出動で使用した医療資機材などの補充が最も重要になります。

前回の出動が基地病院へのUターン搬送であった場合には、必要な情報を初期治療室看護師に適切に申し送っておくことや記録を確認すれば重要事項はわかるような記録ができていることも大切な活動の1つになります。

医療資機材を補充しなくても対応できるか、最低限どの医療資機材を補充すれば次の事案に対応できるかを、フライトナースは常に考えながら行動しています。

● 現場到着までの看護実践

＊現場活動に向けた準備

ドクターヘリの出動要請時には、傷病者の年齢や性別、受傷部位程度の情報しかない中で、フライトナースは、現場活動に向けた準備を開始します。飛行中はヘリコプターの騒音の中の無線による交信で情報を収集していくため、無線が繋がらないまま、ランデブーポイントに到着してしまうことも少なくありません。また、とぎれとぎれの無線交信の場合、「ハチジュウイッサイ（81歳）」の頭の「ハチ」が途切れて、「ジュウイッサイ（11歳）」と聞き間違えて小児事案と認識して準備してしまうこともあります。その場合には、小児の傷病者に対応する準備をして、傷病者に接触するため、接触後に現場にいる傷病者の状態に合わせて、臨機応変な対応が求められます。

出動要請の際には要請元の消防機関と使用するランデブーポイントの情報は、出動して間もなく無線で得ることができます。フライトナースは、使用するランデブーポイントのナンバーを聞いただけで、大体の飛行時間を推測することができます。飛行時間に合わせて、優先順位の高い医療資器材から準備をしています。飛行時間が20分あれば、必要と思われる医療資器材、薬品などの準備は万端にできますが、3分で到着してしまう場合、傷病者の年齢、性別から、点滴の針の太さを決定し、点滴をする準備くらいしかできないのが事実です。また、傷病者の無線による情報から、現場で使用する可能性の高い薬剤を事前に準備をすることもあります。たとえば、点滴薬はアンプルやバイアルと呼ばれるガラスの瓶の中に入っています。それをシリンジ（注射器）で吸い上げて、傷病者に投与され

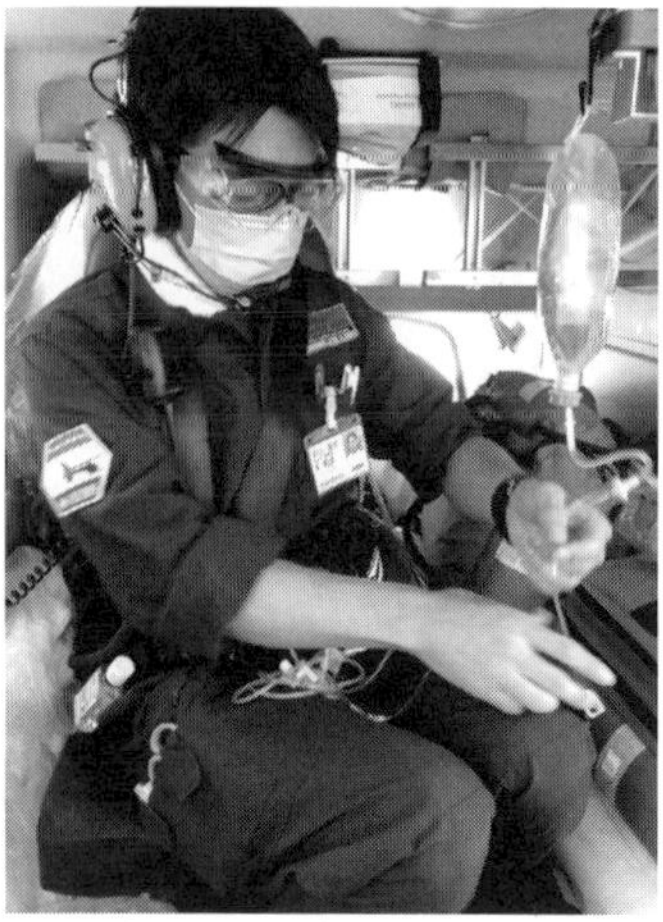
現場に向かう間に点滴ラインを準備している

るため、使用する薬剤の量に合わせたシリンジに針をつけて、使用する際に薬剤を吸い上げるだけの状態にしておくだけで、現場での活動時間を30秒は縮めることができます。

無線から入ってくる傷病者のバイタルサイン（意識レベル、血圧、脈拍数、呼吸回数、体温など）の情報から、現場で使用する可能性の高い薬剤の準備をしています。たとえば、無線から意識レベルが良くないといった情報が入ったとします。この情報から、気管挿管（口から気管内にチューブを挿入）する可能性が高いと判断します。気管挿管をするためには、鎮静薬（眠り薬）を使用する可能性が高いですが、血圧も低いため、普段使用する鎮静薬ではなく、副作用が少なく血圧が下がりにくい鎮静薬で準備する必要があるので、その薬剤とシリンジを準備しておこう、などと考え、その考えを、フライトドクターに確認しながら、準備をしています。

必ずしもフライトドクターから指示を受けて、指示があるものだけを準備しているわけではなく、フライトドクターが考えていることと、フライトナースが考えていることのすり合わせをしながら、現場活動を具体的にイメージして、円滑な医療活動になるよう調整をしています。

フライトナースは、自分の考えをフライトドクターに伝えフライトドクターと意見交換しながら、適切な看護ケアを模索する力やコミュニケーション能力が必要になります。その共有した情報を基に、現場で行う可能性がある処置として、ヘリコプター内に装備している外傷バッグなどを使うかもしれないという情報を事前に整備士に伝えておくことで、現場で使用する際に整備士に準備してもらう時などスムーズに協力を得られることにつながります。

＊搬送先医療機関の検討

飛行中にフライトドクター、フライトナースが行っていることとして、現場での医療処置後の搬送先医療機関の選定が挙げられます。傷病者に接触する前に搬送可能な医療機関を検討しておき、接触後に検討していた傷病者の状態と違う場合には、改めて搬送先医療機関を検討するようにしています。

フライトナースは平時から基地病院がある県の医療機関のキャパシティ（対応能力）について把握しておくことはとても重要になります。たとえば、腕を切断してしまった事例の場合、切断肢の再接着手術ができる医師が常駐している医療機関を選定する必要があります。また、医療機関への搬送後に行われる可能性がある検査や処置によって、対応できる医療機関が限られます。平日は対応できても土日で専門の医師がいないことから、対応できないということもあり得ます。そのため、自県の医療体制について、平時から興味を持って情報を得ておくことをお勧めします。その情報は、フライトナースとして活動していく中で必ず役に立ちます。

現場に向けての飛行中に搬送の可能性がある医療機関を検討しておき、パイロットに搬送の可能性がある医療機関を伝えておくことで、検討された医療機関周辺の天候や風の状況を調査し、ヘリコプターでの搬送が可能かどうか検討してもらうようにします。フライトドクターとフライトナースが搬送したいと考えている医療機関の周辺に雷雲があるなど、ヘリコプターでの搬送ができないことが事前に分かれば、現場での処置後にその医療機関へのヘリコプター搬送以外で搬送先や搬送方法を決定することができます。

また、搬送先医療機関を選定する上で重要となるのは、傷病者の居住地になります。ドクターヘリでランデブーポイントに行き適切な医療処置を行った後に、その地域の医療機関に搬送したとします。ミッションとしては何の問題もないように見えますが、たまたま傷病者が観光中の事故であった場合、入院してから家族が何時間もかけて面会に通わなくてはいけないなど、家族に多大な影響を与えてしまします。そのため、仕事中の事故であるとか、観光地での急病人であるなどの事前情報があった場合、飛行中に無線で傷病者の居住地（市町村程度の情報）などの情報提供を消防に依頼し、その情報も加味して搬送先医療機関を検討していきます。

このようにドクターヘリ出動要請から傷病者へ接触するまでには、さまざまな準備を行いながら現場に向かっています。これらのことを行いながら、救急隊から傷病者の情報が入ってきた時点でその情報を記録用紙に記録もしています。傷病者に接触する前の少ない情報から、現場活動をイメージしていかに準備できているかが、実際に傷病者に接触後の現場活動に大きく影響するため、フライトナースになる前から先読みする訓練を意識して行い、事前に予測した内容が実際にどうだったのか、必ずリフレクション（内省）することで、先読みする能力はトレーニングできますので、新人看護師の時から、このようなことを意識して日々の看護実践と向き合っていただきたいと思います。

現場での看護実践

＊現場での医療活動の場

現場での医療活動が行われる場所は、大きく二つのパターンに分けられます。

一つ目はランデブーポイントに到着した救急車内で行われるパターンです。ドクターヘリでの症例のほとんどがこのパターンです。ランデブーポイントに傷病者を乗せた救急車とドクターヘリが合流し、フライトドクター、フライトナースが救急車内に乗り込むのと同時に医療活動を開始しています。

もう一つのパターンは、交通事故などの発生現場で医療活動を開始するパターンです。屋外での活動には危険が伴いますが、フライトドクター、フライトナース自身が自ら安全を確保して、傷病者に対して医療活動を開始しています。

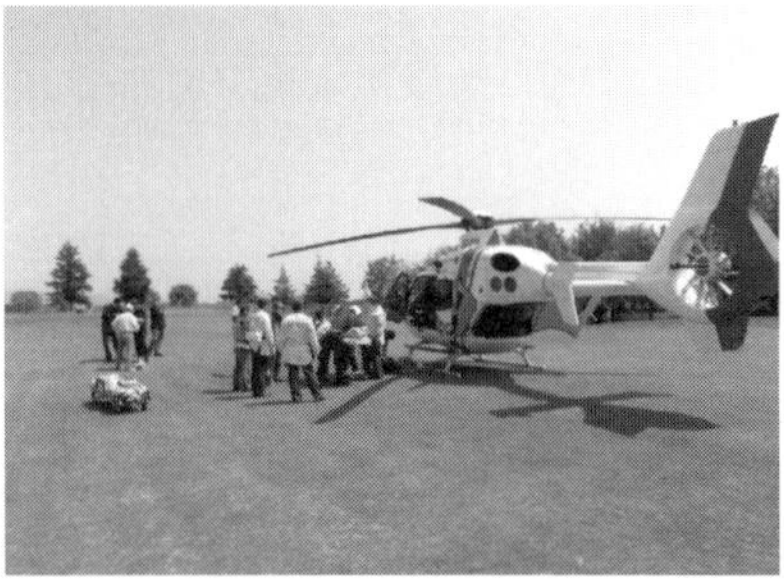

ゴルフ場に着陸し、傷病者発生現場で医療活動を行っている

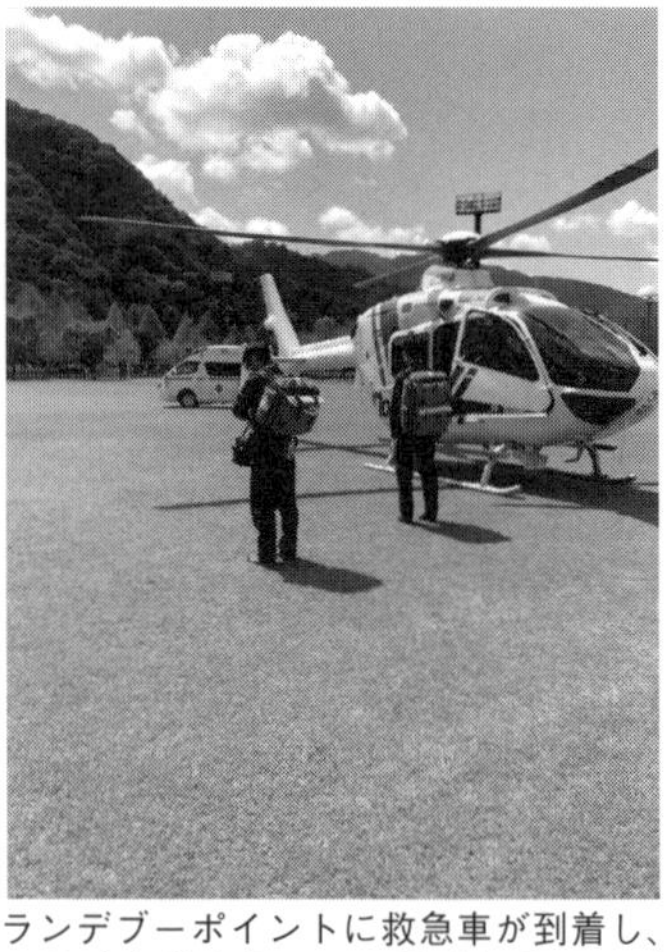

ランデブーポイントに救急車が到着し、フライトドクター、フライトナースが傷病者と合流するところ

＊ランデブーポイント到着時の動き

ランデブーポイントに到着したら、そこにいる支援隊に挨拶をします。支援隊とは、ドクターヘリが安全に着陸することができるように事前にランデブーポイントに飛散物がないか確認したり、ランデブーポイントがグラウンドのように砂地の場合には、ヘリコプターが着陸する前に散水して、ヘリコプターが着陸するときの風によって砂埃が飛ばないようにしてくれる消防隊員のことです。

救急車がランデブーポイントに到着していない時には、支援隊のところに行き、支援隊に入ってくる無線情報を一緒に傍受させてもらうもあります。ドクターヘリは着陸するとエンジンを停止してしまうため、救急隊からの情報を無線で得ることができません。そのため、ランデブーポイントに向かってくる救急隊からの情報は、支援隊経由で入る形になります。

ランデブーポイント内に車両が入れる場所であれば、多くの場合ドクターヘリの横まで救急車を乗り入れます。この時、救急車を止める位置にも気を使います。多くの場合、整備士が救急車の停止位置を指定しますが、ランデブーポイントが野球場のように開けている場所では、一般市民がたくさん集まることがあるため、可能な限り多くのギャラリーから死角になる位置に救急車を停止させなければ、救急車内での医療処置が終了して、ヘリコプターに傷病者を搬入する際にギャラリーから丸見えになってしまいます。可能な限り傷病者のプライバシーを守

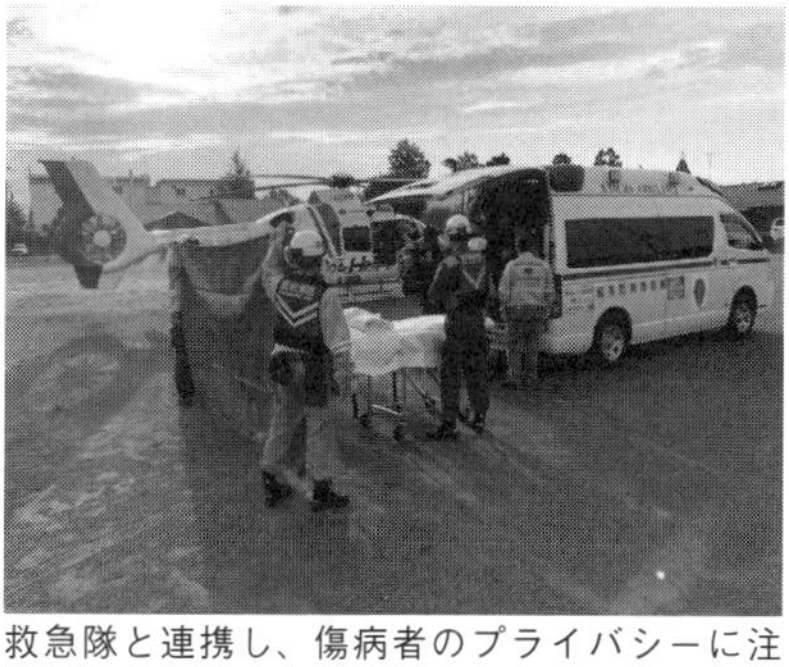

救急隊と連携し、傷病者のプライバシーに注意しながら救急車からヘリポートに傷病者を移動する

れるように、整備士と相談して救急車の停止位置を決定することも大切になります。また消防隊員とも相談し、部外者から傷病者が見えないように、ブルーシートなどで目隠しをしてもらうこともあります。

救急隊がランデブーポイントに到着したら、フライトドクター、フライトナースが救急車内に乗り込み、診療が開始されます。その時に大切になるのは、挨拶です。救急隊への挨拶はもちろんですが、救急車に家族や関係者が同乗してきた場合、自己紹介をしながら傷病者とその家族や関係者との関係を確認します。この時、的確な情報収集だけでなく、傷病者や家族の心理状態をアセスメントし、そのうえで対応することも必要です。その後、診察中は救急車の外で待機していただけるように誘導します。同時に傷病者へもきちんと挨拶を行い、これから行われることを説明します。傷病者の意識がある場合、不安を少しでも取り除くことができるよう、現状と処置について声掛けをしながら、看護ケアをしていきます。傷病者からしたら、いきなり見慣れない格好をした人たちが救急車に乗り込んできて、医療処置をされるのですから、恐怖心もあると思います。あわただしい中でも、きちんと傷病者に説明しながら、医療処置が行われる必要があります。

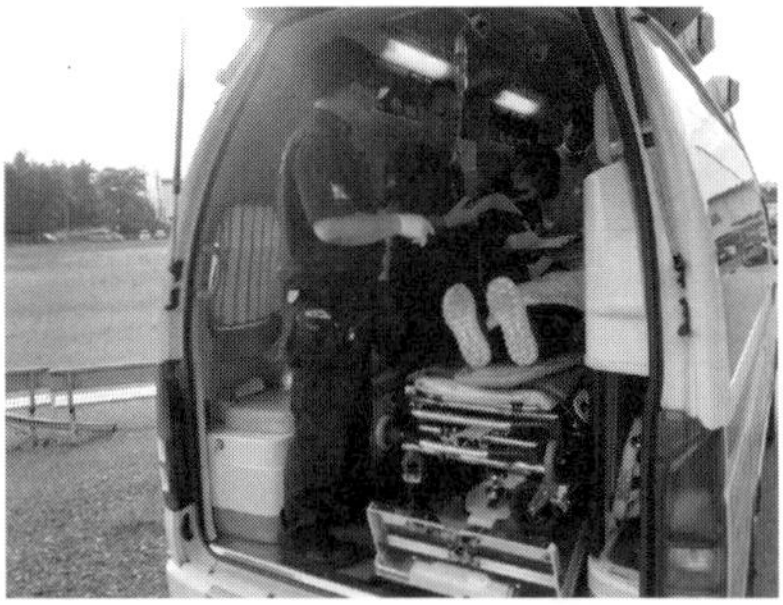

救急車内で処置後搬送に向けて移動の準備をしているところ

＊医療処置の介助

傷病者に接触したと同時に救急車内で医療処置が開始されます。通常の救急車搬送では、病院に運ばれてから行われる処置をこの時点から開始することができます。

多くの症例では、フライトドクターは、傷病者の上半身の近くに立ち、診察を進めていきます。フライトナースは、傷病者に声をかけながら、点滴を行うために傷病者に針を刺し、薬剤が投与できる状況を作ります。どんなに血管が見えない傷病者であっても、対象が新生児であっても、点滴が挿入できなければ、必要な薬剤を投与することができません。さらにドクターヘリで対応する傷病者は、ショック状態にあったり、心肺停止状態など点滴挿入が困難な状況が多いのですが、どんな状況であっても、点滴の挿入ができなくてはなりません。高度な技術ですが、どのような症例にあたっても、点滴を挿入できる技術はとても大切です。病院内であったら、点滴が入らないから他の看護師に依頼することができますが、ドクターヘリの活動現場は、フライトナースは1人しかいないため、可能な限りフライトナースが点滴を挿入することが求められています。フライトナースが点滴を挿入している間、フライトドクターは傷病者の全身観察や超音波検査などをしており、さまざまな医療処置が同時進行で行われています。フライトナースが点滴の挿入が困難な場合には、代わりにフライトドクターが点滴を挿

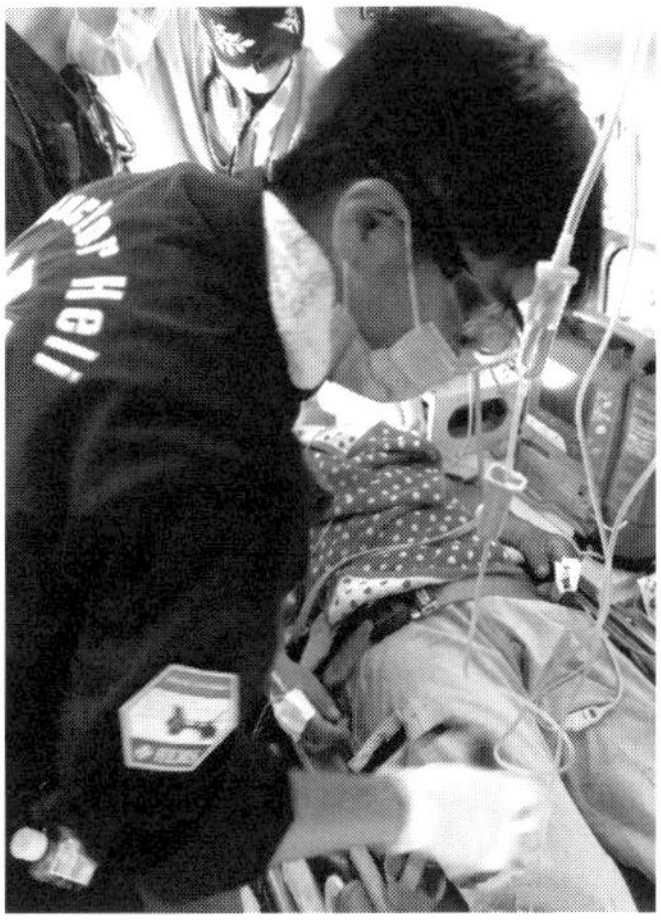

点滴ラインを確保したところ

入することもありますが、点滴を挿入している分の時間が他の診療の妨げになり、結果、現場滞在時間の超過につながります。

可能な限り現場滞在時間を短縮することで、傷病者への根本治療（手術などの医療処置）までの時間が短縮できるとともに、次に他の消防機関から、ドクターヘリ出動要請が入った場合にキャンセルすることなく対応できることにつながります。

救急車内では、傷病者の容態とフライトドクターの判断によって、さまざまな処置が行われます。どの処置に対しても適切に準備を行い、さらに処置の介助に入ることが求められます。救急車内は狭くて医療資器材を置くテーブルもないため、病院内で医療処置をするのと状況が異なります。そのため、胸腔ドレーンを挿入（胸に穴を開け、チューブを挿入する）するときなどは、フライトドクターは滅菌の手袋を装着するため、使用する順番に医療資器材を渡したり、使ったメスなどの鋭利な医療廃棄物も紛失することがないように、適切に処理しなければなりません。それぞれの処置と並行して、傷病者の表情やモニターによるバイタルサインの変動にも注意しながら、医療処置の介助を行っていきます。

＊傷病者の精神的ケア

フライトナースの役割として、適切な情報を提供しながら、傷病者に寄り添い、傷病者の精神状態に対して看護介入することが大切になります。医療従事者にとっては当たり前のことであったとしても、傷病者は初めてのことばかりで混乱していることが多く、さらに疼痛などの苦痛がある中で医療処置を受けているということを常に念頭に置きながら、精神面に対して声掛けや情報提供をしていく必要があります。

ドクターヘリでの搬送中は、飛行に伴う騒音が激しく、傷病者とコミュニケーションを図ることが困難になるため、エンジンスタート前に傷病者に騒音によりコミュニケーションを図ることが困難になることを伝え、飛行中に何か訴えたいことがある場合、手を動かして伝えてもらえるように説明し、飛行中は傷病者の表情や動きに注意しながら搬送をしています。必要に応じて、ヘリコプター内のヘッドホンを使用したり、耳元で大きな声を出してコミュニケーションを図るなどの対応をします。これらの対応が、搬送中の傷病者の不安の軽減につながります。また、表情を和らげて、落ち着いて傷病者に声をかけることも大切です。どんなに、緊急な医療処置が必要でも、処置の前に傷病者にこれから行う医療処置について説明することにより、傷病者の不安を少しでも軽減することができます。私が傷病者だったら、医療者にこうしてほしいということを常に念頭に置いて行動することが大切です。

＊救急隊との連携

現場での活動において、救急隊との連携がとても重要になります。すべての活動をフライトドクターとフライトナースだけで行うことはできません。出来たとしても現場滞在時間が長くなり、医療処置を開始する時間が遅れ、ひいては傷病者の予後に影響をきたしかねません。そのため、救急隊から必要な情報を収集しながらも、処置の介助や家族からの情報収集など、協力を依頼し、同意が得られるときには、積極的に協力してもらいます。このような活動をしていくことで、フライトドクター、フライトナース、救急隊が傷病者を救命するための1つの大きなチームになります。このチームが一丸となって、同じ目標のもと活動していくため、ドクターヘリ全体の動きも理解しているフライトナースが、直接診察しているフライトドクターに代わって、現場の動きを俯瞰的に捉え、さらに救急隊などの力量を見極めて依頼する業務を選定したうえで依頼するなど、円滑な現場活動を行う上でのコーディネート業務を行っています。傷病者にフライトドクター、フライトナースが接触したらすぐに診療が開始されますが、不足している情報を1つずつ確認し、整理します。もちろん点滴を挿入などの処置、傷病者への声かけなどと同時進行です。

具体的には、傷病者の家族が救急車に同乗してきているのであれば、家族または関係者から、医療機関に搬送後に連絡がつく携帯電話番号などの情報、家族が救急車に同乗していなければ、救急隊に家族の情報（連絡がついているのか？　連絡のつく電話番号は？　その時点で家族はどこにいるのか？　医療機関に向かうことができるか？　車は運転できるか？）を確認しています。家族の情報は、搬送先医療機関についてから収集するのでは、医療機関に家族が到着するのも遅れますし、緊急手術になる場合には、家族の同意も必要になります。そのような状況を考慮して、家族の情報をいち早く把握することは重要になります。また、交通事故などの場合、管轄する警察の情報も重要です。あとから事故の状況などを問い合わせできるよう、管轄する警察も現場で確認しておきます。

外傷の事例の場合、傷病者が事故現場などから、救急隊の全脊柱固定器具に固定されて搬送されてくることが頻回にあります。その場合、救急隊の全脊柱固定器具を借用できるかを確認し、この時点で救急隊への返却方法についても確認することは重要です。救急隊の資器材が搬送先医療機関に運ばれたまま返却されない、というようなことがないように、郵送にするのか、他の事案で救急隊が搬送先医療機関に寄った際に持ち帰ってもらえるのかまで確認してきます。全脊柱固定器具を県内で共同で使う（どこの施設のものか指定せずに、救急隊が全脊柱固定器具に傷病者を乗せてきた場合には、ヘリコプターに積んであるものを救急隊に渡し、Jターンした場合には、Jターンした先で全脊柱固定器具を回収してくること）自治体もありますが、故障時の修理などの問題から全国で統一されていないのが現状となっています。資器材のスムーズな受け渡しのためにも救急隊との連携はとても大切です。

私が救急隊との関係で大切にしているのは、一緒に活動する仲間として救急隊の活動を尊重し、傷病者にとってより良い活動にすることです。そのためには、顔が見える関係が必要になります。救急隊員の方は定期的に病院内に研修に来ていますし、救急車搬送を受け入れた際には、積極的にコミュニケーションをとるようにしています。また、可能な限り救急隊員の名前を憶えて現場活動では名前で救急隊員を呼ぶようにしています。そうすることでより良い関係を築くことに繋がります。中にはプライベートでゴルフをしたり、お酒を飲んだりすることもありますが、そのような中でお互いの活動を知り尊重し合うことで、ドクターヘリの活動の際に良いチームワークが生まれると感じています。

＊傷病者の私物管理

傷病者の私物の管理もフライトナースが行っています。傷病者は、救急車内に横たわって診療を受けているため、自分の私物を管理することができません。また、意識のない傷病者の場合も同様です。その中で傷病者の私物を紛失することがないように、救急隊から何を預かったか口頭で確認後、記録にも残して管理を行います。傷病者の私物を記録用紙に記載し、書面で残すことで、ドクターヘリのミッションが終了した後、搬送先医療機関や基地病院の病棟スタッフに傷病者の私物管理を引き継ぎ、私物の紛失を回避しています。

＊搬送先医療機関の選定

診療が進むにつれ、傷病者に接触する前の事前情報で考えていた傷病者の状態と同じ所見もあれば、新たな問題が見つかることもあります。実際に現場で診療した患者の状態とランデブーポイントの位置関係、居住地や家族の状況（同居の有無、家族の居住地、家族が車の運転ができるかなど）の情報を集約して、搬送先医療機関を決定します。

フライトドクターも同様な視点で搬送先医療機関を検討することになりますが、医療機関搬送後の患者、家族に起こり得る負担をきちんとアセスメントして、傷病者のためにどの搬送先医療機関に搬送するのが適切であるか、フライトナースとしての意見もフライトドクターに伝えることで、より傷病者にとってベストな医療機関に搬送することにつながります。もちろん天候や風の状態、医療機関の受け入れの可否の状況によって変わるため、1カ所の医療機関に絞り込むのではなく、第2候補の医療機関も検討しておくことが重要です。

＊パイロット、整備士との情報共有

現場での医療活動は、主に救急車内で行われているため、救急車内には入らないパイロットや整備士には、処置の進捗具合は分かりません。どの医療機関に搬送するかを検討していることや、あと何分くらいで救急車からヘリコプターに傷病者を搬出できそうかなどの情報を、適宜、簡易無線機などで伝えておきます。そのことで、救急車内から傷病者を搬出するためのストレッチャーを整備士に救急車の外に準備してもらったり、搬送を検討している医療機関周辺の天候や風の情報をパイロットに調べてもらい、搬送が可能かを判断してもらうなどのことが可能になります。フライトナースが早いうちから情報を提供することが、円滑な現場活動につながっていきます。

＊家族や関係者の対応も

傷病者に接触してから医療処置を施してヘリコプターに搬入するまでの時間は、行われる医療処置にもよりますが、短いときは4分～10分程度とかなり短い時間でさまざまなことが行われます。ランデブーポイントに傷病者の家族や関係者が来ている場合には、フライトドクターが関わることもありますが、可能な限りフライトナースも関わります。

急病や急な事故などにより、大切な家族の命がどうなるかも分からない状況の中の家族の心理は想像がつくと思います。混乱し取り乱してしまったり、冷静な判断ができなくなったりなどさまざまです。自宅から着の身着のまま、財布も携帯電話も持たず、キッチンの火も消したか覚えていないなんてこともあります。そのため、状況を的確に伝えるとともに、これからの動きについても確認します。

ヘリコプターに家族も同乗してもらうこともありますが、状況によって家族には自家用車などで病院に向かってもらうことも少なくありません。家族が移動中でも家族の同意が必要な手術などが決定した場合には、携帯電話に連絡をさせてもらうことや、可能であれば2人以上の家族で病院に向かってもらい、病院から電話があった時には運転していない方に電話に出てもらうように説明しています。家族が1人で病院に運転して向かっている途中に電話が鳴ったら、必ず車を安全な場所に停めてから電話に出るようにも説明しています。

ランデブーポイントから、一度自宅に戻る場合でも、救急隊が家まで送り届けることはできません。救急隊も次の事案があれば出動しなければならないからです。そこで家族の状況を把握して、ヘリコプターがランデブーポイントを離陸した後に家族に起こり得る可能性がある問題に対応する必要があります。たとえば携帯電話もない状況であれば、救急隊にタクシーを呼んでもらうなど、救急隊にもフライトナースから協力を仰ぎ、家族が困らないような対応をしています。もちろん現場滞在時間は短くする必要があるため、救急隊の力を借りて、傷病者を救急車のストレッチャーからヘリコプターのストレッチャーに載せ替えをしている間などの時間を利用して、家族、関係者への対応を行っています。

＊活動記録の記載

現場で行われた医療処置の内容や傷病者の個人情報などを適切に記録に残すのも、フライトナースの重要な活動になります。現場活動を通して、ゆっくりと記録をしている時間はありません。状況によっては手袋などにメモを残し、搬送中などに仕上げたりもしていますが、だれが見ても必要な情報が分かるようにしておく必要があります。重複要請などで搬送先医療機関への申し送りの時間が少なくなっても記録を見ればわかるように、工夫しながら記録を作成しています。

＊現場での医療活動終了後に確認すべきこと

搬送が決定した医療機関の医師によって、ドクターヘリで搬送する場合とそのまま救急車で搬送する場合の2パターンがあります。

ヘリコプター搬送の場合、今まで装着していた救急車内の生態モニターから、ドクターヘリの資機材の移動用生態モニターに切り替えが必要になります。移動用生態モニターを切り替えた後に、救急車の外に準備してもらっているヘリコプターのストレッチャーに傷病者を移動させます。同時に家族、関係者対応を行い、最後に救急車内に忘れ物がないか再確認を行います。点滴挿入時の針などに気付かず救急車内に落ちていた場合、救急隊の針刺し事故につながりかねません。また、診療に必要な資機材を救急車内に忘れてしまった場合、次に出動要請があった時に必要な医療処置が提供できないなんてことが起きてしまします。そのため、フライトナースは処置中も使用した医療敷材の動向を追って使用後は適切に片づけを行い、すべてが終了した後に再確認をするようにしています。

搬送中の看護実践

ドクターヘリで傷病者を搬送する場合、飛行中は飛行に伴う騒音の中で治療を継続しながら搬送を行う必要があります。病院内では生態モニターのアラーム設定をしておくことで、患者の異常時には音で知らせてくれますが、ヘリコプターの騒音の中では、まったく聞こえません。そのため生態モニターを常時見るようにしますが、同時に傷病者の表情や動きを観察しつつ、傷病者の橈骨《とうこつ》動脈に触れるなどして、症状の変化に気づく必要があります。前にも述べましたが、意識がある傷病者には、ヘリコプターへ搬入し離陸する前に、離陸後は騒音が激しいことを説明しておき、何か困ったことがあれば、声だけではなく手を動かしてくださいなどと、あらかじめ傷病者が困った時のルールを決めておきます。飛行時間はだいたいどのくらいかの目安を伝えておくことで、傷病者自身もヘリコプターで搬送される状況を理解することにつながります。

ちなみにドクターヘリのストレッチャーに仰臥位《ぎょうがい》で寝ている傷病者が飛行中に見る景色は空だけです。シートに座っているスタッフは、地上の様子や飛行している高度を感じることができますが、寝ている傷病者は空しか見えない上に飛行中はヘリコプター自体が進行方向に対し前傾姿勢になるため、傷病者の頭側が下がり、下肢が挙上した姿勢で飛行することになって傷病者の乗り心地は極めて悪いことをフライトナースが理解した上で、傷病者に関わることも大

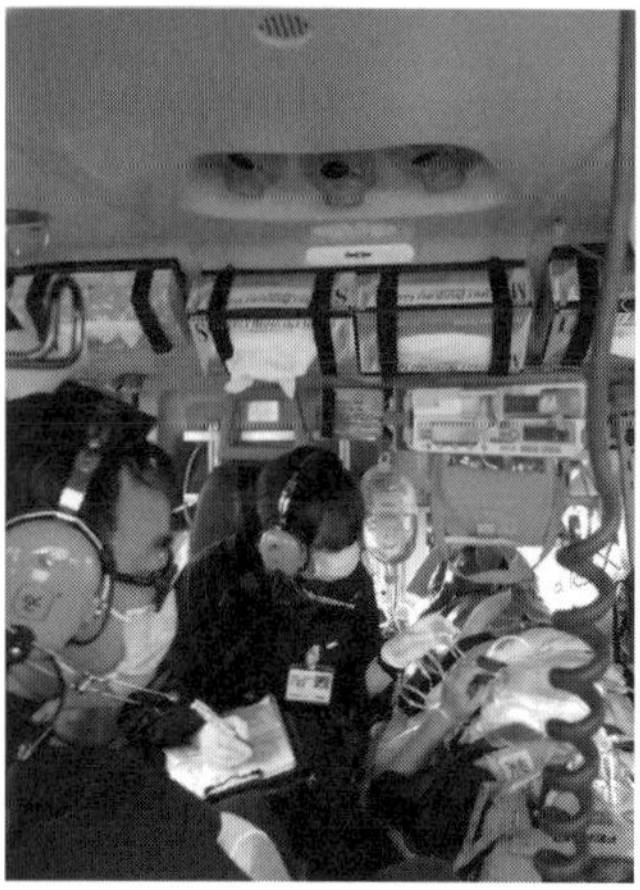

搬送中、傷病者の状態を観察しながら、記録も同時に行っている

切です。傷病者の観察と同時にランデブーポイントで行われた医療処置や傷病者情報を整理し、記録用紙も搬送中に完成させます。

問題なく搬送できることばかりではありません。ドクターヘリの中はとても狭く、フライトドクター、フライトナースは自由に動き回ることもできない状況ですが、傷病者が急変することもあります。そのような状況の中で、追加処置をしたり、傷病者が嘔吐しそうなときは横に向けて吐物で窒息しないようにしなければなりません。飛行前にあらかじめ薬剤を使用したり、急変に備えて事前に処置をしておいても、傷病者の状態に合わせた臨機応変な対応が求められます。

基地病院によっては、ヘリコプターに家族を同乗させることも少なくありません。その場合、家族へのケアも必要になります。ヘリコプターという非日常的な乗り物に乗りなれている人はほとんどいません。ヘリコプターは天候によってかなり揺れます。家族は自分の大切な人がドクターヘリで運ばれるという緊張や不安のなかで、その家族を目の前にしながら、ドクターヘリに同乗しています。高所恐怖症などはないか、ヘリコプターに乗ることが可能かどうか、ランデブーポイントで確認してからヘリコプターへの同乗を決定していますが、中には恐怖から泣き出してしまう家族もいます。家族が乗り物酔いから嘔吐してしまうようなことになれば、重症な傷病者の他にもう1名傷病者が増えることになってしまいます。家族のヘリコプター同乗が決定するとランデブーポイントでパイロットから、ヘリコプターに同乗する上での注意点について説明を受けてもらっていますが、飛行中はフライトナースが家族の状態を観察し、揺れても飛行に問題がないことやあとどのくらいで着陸するかなどの情報を提供し、家族の緊張が少しでも軽減されるような関わりも大切です。

一方、救急車にフライトドクター、フライトナースが同乗して医療機関に搬送することもあります。救急車がサイレンを鳴らして緊急走行する中、傷病者の表情や言動、生態モニターに変化がないか観察しながら搬送しています。救急車の緊急走行時にはかなりの揺れを体感します。さらに傷病者が寝ているストレッチャー自体も大きく揺れるため、傷病者の揺れを最小限に出来るよう、状況によってストレッチャーを意図的に抑えることもします。救急車の後部座席は外から見えないように目張りが施されているため、救急車の中からも外が見えません。そのため、どちらに曲がるのかも分からない状況の中で診療を継続させながら搬送しています。傷病者に点滴を挿入するときなどは、運転手と相談し、直進走行で揺れが少ないときや、場合によっては一時的に救急車を停車してもらうなどの対応も必要となります。

●多数傷病事案への対応

交通事故などは傷病者が1人の場合ばかりではありません。ドクターヘリの出動要請内容によっては、複数名の傷病者の対応をすることがあります。病院内の救急車対応であれば、対応できる医師、看護師を増やすことができますが、ドクターヘリの活動の場合では、フライトドクター、フライトナースの人数は限られているため、1名の傷病者対応の何倍も気を使います。その日たまたま基地病院に他のフライトドクターやフライトナースが勤務していれば、ランデブーポイントに着陸して、フライトドクターとフライトナースを降ろした後すぐに飛び立ち応援を連れてくることもできますが、基地病院から離れている場合などは、困難になります。近隣県との広域連携の協定の中に多数傷病事案についての取り決めがある場合には、近隣県のドクターヘリやその地域にドクターカー（医師、看護師が搭乗し、負傷者の元へ駆けつける緊急自動車）を運行している施設があれば、近隣県のドクターヘリスタッフやドクターカーのスタッフと協働し、複数名の傷病者の対応をすることもあります。

このような状況では、救急隊や消防隊、救助隊、警察、他県のドクターヘリスタッフ、ドクターカーのスタッフなど多くの人が一堂に集まります。このような状況の中で他職種間が情報共有することでより多くの傷病者に適切な医療が提供できるよう、それぞれの役割を遂行しています。同じ条件で同じ傷病者数が同じように生じることは無いため、毎回、傷病者にとって何が最善か考えながら活動する必要があります。

転院搬送時の看護実践

元の医療機関から別の医療機関に傷病者を搬送させることを転院搬送といいます。傷病者の状態が安定しており、緊急性がないケースで転院搬送時にヘリコプターを使う場合には、消防防災ヘリコプターなどが用いられますが、緊急手術などが必要な状況での転院搬送では、機動力が高くフライトドクター、フライトナースが搭乗しているドクターヘリが用いられます。基地病院から他の医療機関の転院搬送や他の医療機関から基地病院への転院搬送はもちろんですが、他の医療機関から他の医療機関への転院搬送も頻回に行われています。県境を越えて、他県への転院搬送も珍しくありません。

転院搬送の要請も、基地病院にある運航管理室に入ってきます。傷病者の詳細な情報と現在行われている医療処置などの情報を集約し、搬送元医療機関と搬送先医療機関双方の確認、それぞれを管轄する消防署の確認を終えた後に、ドクターヘリが基地病院を離陸します。事前に傷病者の病態や行われている処置の情報は把握したうえで要請を受諾していますが、ドクターヘリを要請する医療機関の医師がドクターヘリを介した転院搬送の経験がなく、初めてのことが多いため、傷病者のもとに行ったときに問題が起きることは少なくありません。

たとえば、ランデブーポイントに着陸しても転院搬送する傷病者が乗った救急車がなかなか到着しなかったり、要請元の医師の同乗がなく、詳細の情報が分からなかったり、点滴に使用するシリンジポンプ（精密に薬剤を投与するための医療機器）が情報より多くついているなど予想外のことが起きます。その場合でもドクターヘリに積んである医療資器材を応用して、安全に搬送先医療機関に治療を継続しながら転院搬送を行います。

●フライトナースの1日の活動例

これまでフライトナースの活動について説明してきましたが、フライトナースの1日の活動の例を示します。

6 月某日　日の入り時間 19 時 03 分

時間	活動内容
7：00	出勤
7：10 ～8：00	資器材点検・準備 最高気温 32 度予想 運動会シーズンのため熱中症発生を考慮し、冷却の点滴ボトルも準備
7：50	フライトドクターと麻薬携帯のダブルチェック フライトドクターと基地病院から支給されている財布の残金をチェック
8：00	医療資器材をヘリコプターに積み込む
8：05	ヘリコプター内の資器材の点検 ヘリコプターの酸素残量の確認
8：10	ヘリコプターに積載している医療無線機の交信確認 携帯型簡易無線機の交信確認
8：15	パイロットからの安全ブリーフィング
8：20	運航管理室でブリーフィング
8：30	ドクターヘリ運航開始
8：40	実施した医療資器材やヘリコプター積載資器材の点検票への記載
8：50～9：43	入院中の患者の保清ケア（受け持ち看護師とともに清拭）
9：43 ～10：58	県北医療圏の消防からドクターヘリ出動要請 （80 歳代男性　自動車単独事故） 基地病院→ランデブーポイント→県北医療圏の医療施設に搬送（Jターン搬送）→基地病院
11：00 ～11：10	1 件目の傷病者の事務手続き （基地病院の事務員に情報提供・基地病院の ID の発行など）
11：10 ～11：25	1 件目で使用した資器材の補充・点検
11：30	昼休憩
11：46	転院搬送の依頼を受ける 傷病者の情報収集 現在行われている医療処置から、搬送に必要となる医療機器の選定 シリンジポンプを 1 台追加でヘリに積み込む
11：58 ～13：40	転院搬送のため出動 県内の大学病院より、他県の大学病院へ転院搬送（傷病者は急性大動脈解離にて緊急手術が必要な状態であった）
12：20	基地病院→搬送元医療機関→搬送先医療機関→他県のヘリポートで給油→基地病院へ帰投（到着直前に次の要請が入り、そのまま対応） 転院搬送ミッション中にドクターヘリ要請

⬇

13：35	重複要請にて対応できず→他県のドクターヘリ対応してもらう 転院搬送ミッションから、基地病院への帰投途中に県南医療圏の消防からドクターヘリ出動要請（燃料は足りる状況のためそのままランデブーポイントへ）
13：35	県南医療圏の消防からドクターヘリ出動要請を受けて、目的地変更 （要請内容：70歳歳代女性　呼吸困難）
13：38	ランデブーポイント上空に到着 支援隊によるランデブーポイントの安全確認が済んでいないため、上空旋回し、待機
13：45 ～14：21	ランデブーポイント着陸 ランデブーポイント→基地病院（Uターン搬送）
14：25	基地病院　初期治療室到着　申し送り
14：30	2件目、3件目の事務手続き 2件目、3件目で使用した、医療資器材の補充・点検
14：50	休憩　歯磨き
15：15	1～3件目の書類記載（使用薬剤表、データベース入力用の書類作成）
15：50 ～17：15	入院中の患者の体位交換や車いす移譲などの介助 入院中の患者の点滴作成
17：15 ～18：11	県西医療圏の消防からドクターヘリ出動要請 （20歳代男性　仕事中の転落事故） 基地病院→ランデブーポイント→基地病院（Uターン搬送）
18：15	基地病院　初期治療室到着　申し送り
18：20	4件目の事務手続き 4件目で使用した、医療資器材の補充・点検
18：33	ドクターヘリ格納庫待機
18：43	資器材撤収（ヘリコプターから医療資器材を降ろし、病院内へ運ぶ）
18：55	運航管理室でデブリーフィング
19：05	フライトドクターと麻薬をダブルチェックし金庫内へ収納 フライトドクターと基地病院から支給されている財布の残金をチェック
19：15 ～19：30	医療資器材のチェック、補充、精密機器の充電
19：30	看護日誌に1日の活動を入力
19：40	帰宅

体調管理は万全に

フライトナースは、ドクターヘリチーム唯一の看護師であり、その日の勤務によっては、交代の利かないこともあるため、常に体調管理には注意した生活が必要になります。もちろんヘリコプターの中にはトイレはありません。消防からのドクターヘリ出動要請を受けるとすぐにヘリポートに向けて動き出すため、要請が入ってからトイレに行く時間はありません。そのためいつ出動要請が入っても万全な状態で出動できるように、定期的にトイレに行ったり、利尿作用のあるカフェインの摂取を控えたりするなど、体調管理にはとても気を使います。真夏のドクターヘリ活動は、大量に発汗を伴うため水分補給も重要になりますが、摂取しすぎてもトイレに行きたくなるため、こまめに適量の水分を補給するなど、自分の体に必要な水分量をアセスメントしたり、私の場合、胃腸が弱いため、フライトナース担当の前日は飲酒や刺激物の摂取は控えるようにするなど、フライトナース自身が体調を壊さないように自己管理していくことがとても重要になります。

季節による対応のポイント

季節によって、日の入り時間の違い、天候の特徴があるため、看護師自身の健康管理の方法や傷病者対応にも違いが出てきます。季節によってフライトナースはどのようなに対応をしているのか、ポイントを説明します。

春は、徐々に日の入り時間が伸びていく季節になります。毎日約1分ずつ日の入り時間が伸びていき、6月中旬には1年のうち一番日の入りが長い19時03分まで日の入り時間が伸びます（栃木県の場合)。3月から4月は、冬の寒さが残るため、日によっては傷病者が横になるストレッチャーの上に電気毛布を乗せて常にベッドを温めておくことで、傷病者を搬送するときの体温の低下を予防します。一方、初夏にかけては、気温が上がり始め、湿度も高くなるため、熱中症の傷病者が増え始めます。さらに小中学校の運動会をこの時期に行う学校も多いため、その状況を踏まえて、運動会の練習や本番での熱中症の対応ができるよう、冷却した輸液など、その日の状況を踏まえてフライトナースが準備しています。

夏は気温、湿度ともに高くなるため、熱中症の予防がとても重要になります。熱中症の傷病者をドクターヘリで対応することも多くなりますが、フライトドクター、フライトナースをはじめ、パイロットや整備士の熱中症予防のための水分補給も重要です。ヘリコプター内にも冷房機能はありますが、エンジンスタートをして、離陸するのにパワーを使うため、離陸して飛行が安定してからでないと冷房は使用できません。そのような状況下で要請が立て続けに入り、活動し続けなければならないことも多々あるため、重量制限がある中でもスタッフが摂取する飲み物をヘリコプターに常備するなどの対応をしています。

また、夏の気温が高い日には、活発な積乱雲がさまざまなところに発生します。天候についてはパイロットが注視していますが、積乱雲が急速に発達すると、ドクターヘリの運航にも支障をきたします。ドクターヘリ要請を受け、出動してランデブーポイントに到着しても、積乱雲が急速に発達することで、帰路の飛行ができなくなることがあります。そのため、積乱雲が起きるような日には、パイロットの指示に従い、可能な限り現場滞在時間を短くする工夫が必要になります。状況によっては、ランデブーポイントに到着し、フライトドクター、フライトナースを降ろしたら、すぐにランデブーポイントを離陸し、基地病院にヘリコプターを帰投させることも少なくありません。その場合、救急車で傷病者を病院まで搬送したり、安全な場所にランデブーポイントを設定し、そこまで救急車で移動し、基地病院からヘリコプターを再度飛行させるなどの対応をしています。

夏は、何よりも日の入りまでの時間が長く、ドクターヘリの対応できる時間も長いため、フライトナースは、基礎体力をつけ、しっかりと食事をし、十分な睡眠をとって、業務に望むことが大切です。

秋は、徐々に日の入りが早くなってきます。日の入り間近のドクターヘリ出動は、特に時間に注意する必要があります。6月の日の入り時間が最長の時期を超えると、毎日1分ずつ日の入り時間が短くなっていき、11月下旬には、16時24分まで日の入り時間が早くなります（栃木県の場合）。毎日、ブリーフィングの時にその日の日の入り時間は確認していますが、日の入り時間までに基地病院に帰投できるよう、現場滞在時間にも特に気を使いながら活動を行っています。また、夏から秋にかけて気温も大きく変わり、寒い日が少しずつ増えてきます。救急で搬送される傷病者の多くは、体温が下がることでの合併症を発症しやすい状況にあるため、体温が下がらないように電気毛布の使用を開始したり、救急車内やヘリコプター内の室温をあげるなどの対応が必要になります。室温については、救急車であれば救急隊員、ヘリコプター内であれば整備士に依頼し、暖房の調整をしてもらう必要があります。

冬は日の入りまでの時間が短いのはもちろんですが、風が一番の天敵になります。西高東低の冬型の気圧配置が強まると強風が吹き荒れます。北風が強い中、県北の消防からの要請で出動する際、行きは向かい風のため170km／hの速度で飛行していたのに対し、帰りは追い風となるため300km／hで飛行するなんてこともあります。また、強風時にはランデブーポイントにも配慮する必要があります。ヘリコプターは飛行機とは違ってホバリングすることができるから、狭いところでも垂直に着陸できると考えがちですが、風がない状態であれば可能であっても、ホバリングにはかなりのパワーを使います。なおさら強風時には、垂直に着陸するのは不可能です。そのため、飛行機のように徐々に高度を下げて着陸することから、周辺に高い木などがなく広い敷地でないと安全に着陸できません。また、近隣にマンションなどの建物があると風の向きが不安定のため、着陸するために徐々に高度を下げる際にヘリコプターが左右に振られて安全に着陸できないこともあります。強風時には、広くて周りに高い建物がないランデブーポイントを選定する必要が出てきます。

屋上へリポートを設置している医療機関であっても、強風時には使用ができなくなります。そのため、いつもであったら屋上へリポートに着陸し、屋上で傷病者を引き渡し、すぐに手術などの根本治療が開始できる状況であっても、強風で屋上へリポートが使えない場合には、搬送先医療機関の近くのランデブーポイントに着陸し、救急車に乗り換えて傷病者を搬送しなければならなくなります。傷病者の状態によっては、その時間でさえも待てないことがあります。そのような場合は、基地病院にUターン搬送し、可能な限り手術などの根本治療までの時間を短縮できるように考えます。

また、冬は気温も下がるため、より一層傷病者の体温の低下を予防するために、電気毛布の使用や保温性の優れたシートで傷病者をくるむなどの対応もしています。さらに積雪にも注意が必要になります。夏の積乱雲と同様で雪雲が発達し、降雪が始まり、飛行中の視程が確保できなければ、飛行することができなくなります。消防からの要請でランデブーポイントまで行き、救急車内で診療をしている間に降雪が激しくなるなんてこともあります。その場合、ランデブーポイントで離陸ができなくなり、その雪が降り続けば数日間そのランデブーポイントから離陸することができないなんてことにもなりかねません。そのようなことにならないように、天候情報について、パイロットと密に情報交換を行い、安全なドクターヘリの活動になるようフライトナースもさまざまなことに気を使い活動しています。

第3章

災害時のドクターヘリ活動

この章では、近年増えている大地震や大洪水など、災害時の活動を説明していきます。聞きなれない用語が多く出てきますので、それぞれの用語を最初にご説明します。

●災害現場で使う用語

＊自然災害

暴風、豪雨、豪雪、洪水、高潮、地震、津波、噴火などの自然現象から引き起こされた災害のことを自然災害といいます。

＊人為災害

人間が原因となって引き起こした事故（航空機事故や列車事故など）や環境汚染、自然破壊から引き起こされた災害を人為災害といいます。

＊大規模災害

大地震、大洪水など、広範囲にわたる甚大な被害の災害を大規模災害といいます。

＊局地災害

災害の規模が局地に限局している災害を局地災害といいます。電車脱線事故や航空機の墜落事故などがあります。

＊DMAT《ディーマット》（Disaster Medical Assistance Team）

災害時派遣医療チームといい、災害発生急性期に活動するためにトレーニングを受けた医療チームになります。医師、看護師、業務調整員（医療事務や薬剤師、放射線技師などの医療従事者）からなり、1チーム5〜6名で構成されています。災害発生直後から活動することができるよう平時から準備をしており、災害発生時にはいち早く被災地に駆け付け、傷病者の救命のために活動できるよう訓練をしています。

＊EMIS《イーミス》（Emergency Medical Information System）

広域災害救急医療情報システムといい、災害発生時に医療機関が自施設の被害状況を入力したり、DMATが活動状況を入力することにより、災害医療に関わる人たちが情報を共有するためのシステムになります。災害発生時にドクターヘリで医療搬送する際にもEMISに入力したり、EMISから必要な情報を得るために用いられます。

＊都道府県医療調整部

災害発生時に、都道府県における医療活動の指揮をとる部門になります。都道府県庁に設置されます。

＊ドクターヘリ調整部

都道府県医療調整部内に設置され、担当する都道府県のドクターヘリの調整を行っています。

＊ドクターヘリ本部

ドクターヘリ調整部の指示でドクターヘリ基地病院などに設置されます。ここでは被災地外から参集してきたドクターヘリの具体的な搬送計画を立て、実際にドクターヘリに指示をして傷病者をドクターヘリで搬送するための拠点となる場所です。

＊現場指揮本部

局地災害などで、消防が現場近くに設置する指揮所を現場指揮本部といいます。

＊救急隊

救急車に乗り、傷病者の搬送を行う消防職員になります。救急隊は、３人で１隊の編成になっています。

＊消防隊

火災の際に消防車で出動する消防職員になります。消防隊は、５人で１隊の編成になっています。

＊救助隊

救助工作車で救助現場に出動し、災害現場から傷病者を救助する消防職員になります。救助隊は、５人で１隊の編成になっています。

＊指揮隊

災害現場などで、現場の指揮をとる消防職員になります。指揮隊は、３人で１隊の編成になっています。

＊ＳＣＵ（Staging Care Unit）

航空搬送拠点臨時医療施設といい、大規模災害発生時に政府が行う広域搬送計画に基づいて設置される臨時施設になります。

広域搬送計画とは、大規模災害時に、被災地から被災地外に傷病者を自衛隊機で運ぶ計画になります。これは、平時から計画されており、大規模災害が起きた際には、政府からの要請でSCUを設置して、SCUを拠点として広域医療搬送が行われます。

＊DMAT現場活動指揮所

災害現場で活動するDMATを指揮する場所になります。消防の現場指揮本部の近くに設置し、消防と情報を共有して、現場で適切な医療が提供できるように調整をしています。

＊現場救護所

災害現場に設置され、処置や治療を行う場所です。屋外の場合もありますが、消防のエアーテントなどを用いることもあります。

＊危険区域

救助、救出などを行う災害現場で、安全を確保するための特殊な装備をした隊員のみが立ち入りを許される区域になります。

＊トリアージ

傷病者の重症度で振るい分けすることです。重症度に応じて、赤：最優先治療群（区分Ⅰ）、黄：待機治療群（区分Ⅱ）、緑：治療不要もしくは軽処置群（区分Ⅲ）、黒：死亡もしくは救命困難群（区分０）に分類します。

＊トリアージエリア

医療機関の入り口や現場救護所の入り口付近でトリアージを行う場所をトリアージエリアといいます。

＊ＳＴＡＲＴ法

1次トリアージともいいますが、傷病者の呼吸、循環、意識の3つの簡便な生理学的評価を用いて、30秒程度で評価するトリアージになります。

＊ＰＡＴ法

2次トリアージともいいますが、傷病者の生理学的評価、解剖学的評価、受傷機転の評価、要配慮者の評価から重症度、緊急度を評価するトリアージになります。ＳＴＡＲＴトリアージより、より詳細な評価を行うため、1人に2～3分の時間を要します。

＊トリアージタッグ

傷病者の個人情報やトリアージの内容を記載する記録用紙になります。3枚綴りになっており、トリアージされた傷病者の右手首に装着されます。

●災害時のドクターヘリの役割

ドクターヘリが日本で導入される経緯として大きなきっかけとなったのは、1995年に起きた阪神淡路大震災です。平時の救急医療を提供出来ていたら、助けられたであろう命が沢山あったことを受け、ＤＭＡＴなどの災害対応の整備が行われたのと同時に、阪神淡路大震災発生初日にヘリコプターで搬送できた傷病者が1名のみであったことから、ドクターヘリの導入が検討され始めました。前述のように、災害には自然災害や人為災害、大規模災害や局地災害とさまざまな状況が存在しますが、平時からドクターヘリは出動の準備を整えた状態で待機しており、どのような災害であっても、要請があればすぐに被災地に赴き、災害医療活動をしています。

ドクターヘリは要請から3分～5分で離陸できる機動力を持っていることから、災害発生急性期から災害現場で活動することが求められます。災害種別や規模にもよりますが、ドクターヘリが運航可能な時間であれば、医療従事者として一番早い段階で災害現場に入る可能性が高いといえます。そのため、災害発生時に多くの他職種の中でフライトドクター、フライトナースが、災害現場での医療提供の中心になる可能性があります。いつなん時災害が発生した場合でも、災害の規模や種別に関わらず、災害対応の基本的なルールを熟知したうえで災害対応を行う必要があります。

２０１１年の東日本大震災発生時には、被災地に16機のドクターヘリが参集して、傷病者の搬送を行いました。中には九州地方から東北地方に参集したドクターヘリもあります。災害により被災した地域にドクターヘリが参集するのはとても良いことですが、一方ではドクターヘリがいなくなった地域にドクターヘリが必要な傷病者が発生した場合、平時であればドクターヘリの恩恵を受けられたはずなのに、他の地域で災害が発生したことにより、その恩恵を受けることができずに命を落とす傷病者が発生しないとは言い切れません。そこで２０１６年に示されたのが、「大規模災害時におけるドクターヘリの運用体制構築に関わる指針」です。

この指針は、都道府県を10のブロックにあらかじめ分けておき、各ブロックの基幹病院を指定しています。大規模災害が発生した時には、厚生労働省から各ブロックの基幹病院に連絡が入る仕組みとなっています。さらにこの指針では、被災地から概ね３００㎞圏内の各ブロックの基幹病院に連絡が入り、ドクターヘリの出動を要請しますが、３００㎞圏内のブロックではドクターヘリが不足する場合には、次に近い順番のブロックにドクターヘリの出動依頼をしていく仕組みになっています。このような仕組みができたことで、東日本大震災の時のように、遠方のドクターヘリが参集してくるようなことがなくなります。この指針ができてから発生した熊本地震（２０１６年）では、指針のルールにのっとり、被災地でのドクターヘリ活動が適切に行われたといわれています。

大規模災害時にドクターヘリに求められる活動として一番多いのは、傷病者の搬送になります。大規模地震災害などの災害によって怪我をした人や、もともと入院していた医療機関が被災し、入院の継続が困難になった傷病者、緊急手術が必要な状況の傷病者などを機能が保たれている医療機関に搬送するのにドクターヘリが活用されます。大規模地震災害などが発生すると、自衛隊や警察、消防などさまざまな組織が、さまざまな役割を遂行するために被災地内に集まってきます。平時であれば使用可能な無線も混線し、必要な情報を得るのも困難な状態になります。

大規模災害が発生した時に活動するドクターヘリは、どのように情報を得るのでしょうか。その1つに災害時の情報を共有することを目的に作られたＥＭＩＳがあります。このシステムは、各医療機関のＩＤでログインすることで、被災している医療機関の情報や活動しているＤＭＡＴの活動状況などをモニタリングすることができます。インターネットの環境があれば、モニタリングすることができますが、このシステムについて教育を受けたスタッフが操作する必要があります。さらにインターネット環境がなければ、衛星携帯電話を使用し、インターネット環境を作り出した上で、ＥＭＩＳを操作します。このようなシステムを駆使して情報を収集しながら、ドクターヘリで被災地内の搬送をすることも求められてきます。

ドクターヘリが被災地内で活動することになれば、被災地の都道府県医療調整部内にドクターヘリ調整部が設置され、さらにドクターヘリの動きを調整するドクターヘリ本部が医療機関内などに設置されます。そこに集約された傷病者の搬送依頼を受け、実際にドクターヘリが出動することになります。通常のドクターヘリの動きとは別に、さまざまな調整のもとドクターヘリが傷病者の搬送を行うことになります。

電車の脱線事故や大型バスの事故などの局地災害であれば、ドクターヘリの活動は、搬送はもちろんですが、現場救護所や災害現場にいる複数傷病者に対するトリアージや診療を行うことになります。消防隊員が現場指揮本部を設置することになりますので、その消防の指揮下に入り医療活動をしていくことが求められます。さらにそのような現場では、フライトドクター、フライトナース自身が2次災害に合わないように、自らの安全を確保しつつ、傷病者に対し適切な医療を提供しなければなりません。救急隊、消防隊、救助隊、指揮隊、警察など他職種と協働し、より多くの傷病者を救うために活動しています。

災害の規模や種別によって対応は異なりますが、災害時のドクターヘリにはさまざまなことが求められます。いつどのような災害が発生しても対応できるよう、日ごろからの準備が大切になります。

●災害時のフライトナースの役割

災害発生時には、通常のフライトナースとしての活動の他に、さまざまな災害特有の知識を身に付けて活動しなければなりません。通常のドクターヘリは傷病者1名を対象として活動をしていますが、災害発生という非日常的な状況下では、多数の傷病者を対象に看護活動をしていくことが求められます。

大規模災害発生時のドクターヘリの活動では、必要な情報を得ることがとても難しくなります。しかし正しい情報を得ることができなければ、ドクターヘリとしての活動を行うことができません。そのため前述のように、フライトナースも無線やEMISなどから適切な情報を得る技術が必要になります。また、ドクターヘリの活動がどの組織の指揮下で活動をしているのか、確認事項などがある場合には、誰とコンタクトをとらなければいけないかを明確に把握しておきましょう。DMAT隊員はこれらの教育を受け、日ごろから災害に対応するために訓練を行っていることから、フライトナースもDMAT隊員の資格を保有していることが望まれます。基地病院によっては、フライトナース選考基準の中に「DMAT隊員であること」をフライトナースになるための要件にしているところもあります。

大規模災害では、重症傷病者の搬送がドクターヘリの主な役割になります。通常とは異なる状況の中で、被災した傷病者の治療を継続させながら、指定された医療機関やSCU（航空搬送拠点臨時医療施設。90ページ参照）に搬送し、関係者に傷病者の情報や私物を含めた医療資器材などの情報を適切に引き継ぎます。そのためには、SCUではどのような活動が行われているのかも把握しておく必要があります。情報が飛び交う中で適切な情報を適切に収集し、ドクターヘリ本部の指揮下で予定されたミッションを時間通りに遂行できるよう、日ごろから災害発生時に備えた知識をつけておくことが重要となります。

局地災害では、DMAT現場活動指揮所での活動、トリアージエリアでの活動、現場救護所での活動、さらには傷病者が事故の車などに挟まれているような状況であれば、危険区域といわれる現場で活動することも考えられます。

DMAT現場活動指揮所では、消防の現場指揮本部と協働して、複数の傷病者と災害の全体像を把握して、傷病者の搬送先や搬送手段を検討することがあります。この場合、必要な情報を的確に集約し、現場全体をコーディネートしていく必要があります。

トリアージエリアでの活動となった場合、START法、PAT法をよく理解し、フライトドクターや救急救命士が行うトリアージの内容をトリアージタックに記載する役割を担う可能性があります。状況によっては、フライトナース自身がトリアージをすることも考えられるため、トリアージに関する知識や技術を普段から身に付けておく必要があります。

現場救護所での活動となった場合、重症な傷病者が集まる赤エリアで診療補助や傷病者の身の回りの支援をすることになります。医療資器材が限られる中、より多くの傷病者を救命するために活動することになります。局地災害であっても、災害全体を俯瞰して観察し、予想される傷病者数や傷病者の病態から必要となる医療資器材がどのくらい必要になるかを予想し、早い段階からDMAT現場活動指揮所に資器材を補充してもらえるように依頼するなど、そのエリアで行われる医療処置を先読みした対応が必要になります。また、普段の病院内の活動やドクターヘリの活動とは異なり、ストレッチャーやベットなどもなく、地面に寝ている傷病者に点滴ラインの確保を行ったり、胸腔ドレーンの挿入の介助を行うなど、さまざまな状況に対応しなければならない可能性があります。このような状況においても傷病者の私物を適切に管理し、可能な限り傷病者のプライバシーが保護されるように、一緒に活動する救急隊や消防隊、救助隊などと連携して対応しましょう。さらに、突然起きた災害で被災した傷病者への精神的な支援も必要になります。

危険区域での活動では、フライトナース自身の安全の確保が最優先になります。消防が決めた危険区域を把握し、フライトナース自身も安全に配慮した装備をしたうえで活動します。多くの場合、危険区域での活動は救助隊など特殊な装備をした人たちに任せて、救助後に診療を開始しますが、状況によっては危険区域での活動も考えられるため、安全についてもフライトナース自身が判断し、危険と判断した場合には、躊躇せず救助隊に伝えて、安全な場所まで傷病者を救助してから医療を開始することも必要になります。日常的に救助隊と同様の訓練を行っているわけではないフライトナースが救助隊と同じパフォーマンスができるはずがありません。判断を誤って危険区域で活動していると、フライトナース自身が被災しかねません。2次災害を起こすだけでなく、救命する側のフライトナースが被災することで、現場で適切な医療・看護が提供できなくなり、その結果、傷病者の救命ができなくなることにもつながってしまいます。

災害時のフライトナースの役割は多岐にわたるため、普段から消防が主体で行っている訓練に参加したり、災害関連のセミナーに参加するなど、災害特有の知識や技術を身に付けておくよう努めてください。災害は予定して起きることはありません。いつ災害が発生して、フライトナースとしての活動が求められても対応できるよう準備が大切になります。

第4章

フライトナース活動の実例

この章では、私が過去に経験した症例を紹介させていただきます。印象に残っているうまくいった症例や失敗した症例を提示しますので、参考にしていただけたら幸いです。

●症例①複数の傷病者に対し、事故現場で活動したケース

8月某日　天候＝晴れ　日の入り時間＝18時22分
フライトドクター2名、フライトナース1名で対応

＊ドクターヘリ要請内容

普通乗用車対ワゴン車の正面衝突事故。傷病者は全員で6名。歩行可能で軽傷と判断された傷病者は3名であり、ドクターヘリで3名の重症傷病者の対応をしてほしい。

✚基地病院にて

16時40分、基地病院離陸。飛行中、消防隊より重症傷病者の救出に時間を要するため、フライトドクター、フライトナースに事故現場まで来てほしいとの依頼を受ける。同時に近隣医療機関のドクターカーの出動依頼もしている。

✚フライトナースの判断および行動

傷病者の詳細の情報がなく、現場で開胸手術や胸腔ドレーンの挿入を行う可能性もあるため、ヘリコプターに積んである外傷セットを持ち出せるようにした。また、ドクターヘリで対応する傷病者は3名であることから、点滴ラインを最低3本準備し、それぞれ違う場所での作業を想定して、駆血帯や注射針、点滴固定用のテープなどを3セット準備した。

多数傷病事案であるため、トリアージタッグを準備し、トリアージタッグに事前に記入できる日付などを記載しておいた。同時に記録用紙の準備も行った。

現場活動についての役割分担や資器材の管理方法について、フライトドクターと話し合った。

事故現場での活動となるため、ヘルメットなど個人防護具を装着した。

✚ランデブーポイントにて

16時53分、ランデブーポイント着陸。

支援車（事故現場まで乗せていってくれる消防の車）に乗り、現場に向けて出発。

✚フライトナースの判断および行動

現場までの所要時間を確認すると緊急走行で約10分とのことであった。

3人の傷病者をヘリコプター搬送する場合、事故現場からランデブーポイントまで1往復20分かかってしまうため、日の入り時間には間に合わないと考えた。

さらに重症であればあるほど医療機関までの搬送時間を短縮しなくてはならないため、事故現場からランデブーポイントの道のりの中に、ヘリコプターが着陸できそうな空き地などはないか、目視で探しながら移動した。

QUESTION

ここで問題です。事故現場に到着したところ、現場にヘリコプターが着陸できそうな道路を発見しました。3人の傷病者を日の入り時間までに効率よく搬送するために、現場にドクターヘリを着陸させる必要があります。どのような方法でパイロットと連絡をとるのがよいでしょうか？　そのことを考えながら、引き続き、できごとと対応を読み進めてください。

✚事故現場にて①状況把握

17時5分、事故現場到着。

消防の現場指揮本部に挨拶し、傷病者のいる場所を確認。この時点では、60歳代の女性と10歳未満の男児を救出完了し、それぞれの救急車に収容している。乗用車の運転手の30歳代男性は、車内に下肢を挟まれており、救出中であった。その情報を確認後、フライトドクターは、救急車に収容された傷病者のもとへ走る。

✚フライトナースの判断および行動

事故現場に到着すると、片側1車線ではあるが、右折車線があり、合わせて3車線の道幅があることを確認。電線も離れており、２００ｍほど先の信号には、警察が交通規制しているのが見えた。周囲の安全が確認できたので、現場指揮本部の本部長に、ドクターヘリ基地病院のＣＳに電話して、ヘリコプターを現場の道路に着陸できるように調整するよう依頼した。

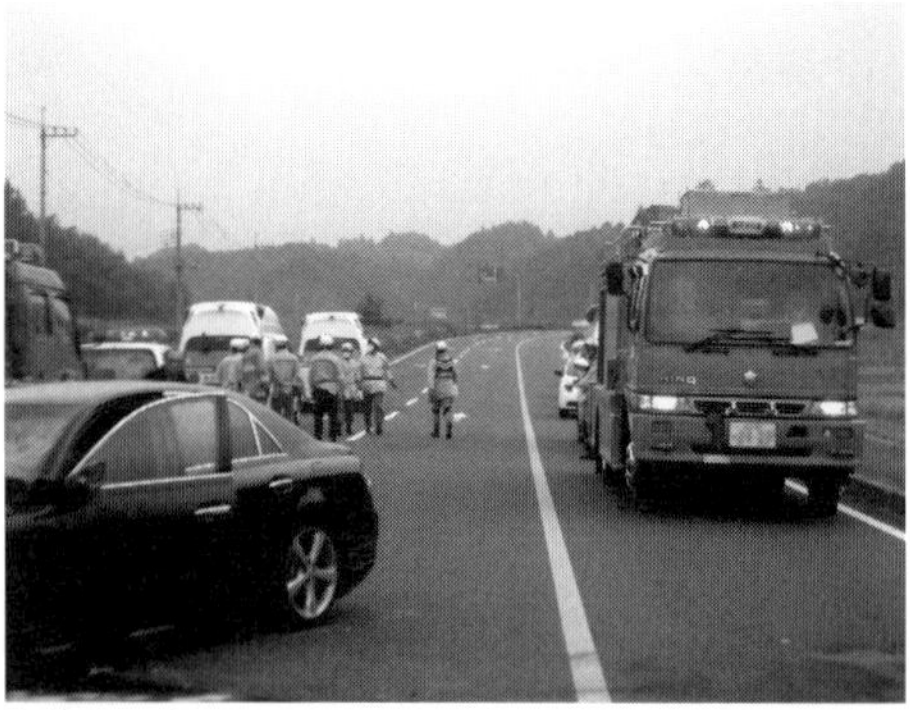

救急車の奥のスペースにドクターヘリが着陸できると判断した

17時7分、フライトドクターは、2つの救急車内に分かれて、それぞれの傷病者の診察を開始。

救急車の位置が少し離れているため、救急隊に救急車のハッチバッグが向かい合うように救急車を移動してもらうよう依頼した。そうすることで、2つの救急車内を一度に見ることができ、それぞれのフライトドクターが診療に必要な資器材を準備することができる。同時に2つの傷病者に行われている診療内容や、事故の状況などの情報収集を行った。医療資器材は、2つの救急車の間にまとめおき必要なものを必要なフライトドクターに手渡せるように調整した。

✚傷病者の状態と決定事項

17時19分、Aフライトドクターが診察している60歳代女性がショック状態（血圧が低下している状態）にあり、優先的に医療機関に搬送が必要な状態であり、簡易無線機を介して、フライトドクター2名とフライトナースで情報を共有し、60歳代女性を基地病院にUターン搬送することが決定。

✚フライトナースの判断および行動

3人の傷病者の中で優先的に治療が必要な60歳代女性の点滴を確保し、早期に搬送できるよう必要最低現の記録と救急隊からの情報収集、傷病者の私物管理を行った。

現場には傷病者が2人残っているため、Aフライトドクターのみで傷病者のドクターヘリでの搬送が妥当と判断し、フライトナースが行ったケアや記録の説明を行い、搬送時に搬送先医療機関の看護師に引き継いでもらえるようAフライトドクターに申し送りを行った。

✚事故現場にて②男児を搬送

17時20分、10歳未満男児の診察終了。同時に近隣のドクターカーの医師、看護師が合流。

10歳未満男児の搬送をドクターカーに依頼することとなる。

フライトドクターBは、車内から救助中の30歳男性のもとで観察を開始。

✚フライトナースの判断および行動

ドクターカーの医師、看護師に傷病者情報の申し送りを行い、作成した男児の記録用紙とともに引き継ぐ。

傷病者の私物を確認したり家族の連絡先を聴取して、同時にドクターカーのスタッフに申し送る。

✚現場直近で60代女性を収容

17時21分、救急車から約50m離れたところにドクターヘリが着陸。

60歳代女性をヘリコプターへ収容。

✚フライトナースの判断および行動

傷病者の私物や家族の連絡先を確認した。消防から全脊柱固定器具の借用依頼を行い、郵送で返却するように調整した。

✚60代女性を搬送

17時28分、ドクターカー、現場を出発。

17時30分、基地病院に向けて、60歳代女性の傷病者とAフライトドクターが搭乗したドクターヘリが現場を離陸。

✚事故現場にて③3人目の傷病者を救出・搬送

17時40分、30歳代男性車内から救助完了。救急車内に収容。

点滴挿入後、救急車出発。目的地は、CSと消防で調整してもらうこととした。

✚フライトナースの判断および行動

ヘリコプター搬送を考えると、少しでも基地病院に近いランデブーポイントを選定しないと、日の入り時間までに傷病者をヘリコプターで搬送できないと考えた。

搬送中は、傷病者の表情や言動、モニターに変化はないかの観察を行った。

✚ランデブーポイントで合流し、傷病者2人をヘリに収容

18時5分、ランデブーポイントへ救急車（30代男性とドクターB）到着。

18時8分、フライトドクターAと60代女性を乗せたドクターヘリがランデブーポイントに着陸。

18時11分、ヘリコプター内に傷病者収容。

✚フライトナースの判断および行動

傷病者の私物や救急隊から借用した全脊柱固定器具も一緒にヘリコプター内に収容し、救急車内に忘れ物がないか確認した。

✚傷病者2人を病院へ搬送

18時14分、ランデブーポイントを離陸。

18分21分、傷病者2人（60代女性、30代男性）を基地病院へ着陸。（日の入り1分前に到着）

✚フライトナースの判断および行動

基地病院の看護師に申し送りを実施。

Answer

101ページの問題に対する、私の場合の答えです。今回は多数傷病者の事案であり、消防の現場指揮所が立ち上がっていたため、現場指揮本部長に挨拶後、消防本部からドクターヘリ基地病院のCSに連絡を入れてもらうことにしました。現場の状況を把握している本部とドクターヘリの司令塔であるCSが連携をとり、ドクターヘリを現場に着陸させることに繋がりました。

◆まとめ

この症例は、私がフライトナースになって半年後に経験した症例になります。多数傷病者事案は何度か経験していましたが、最初に着陸したランデブーポイントから、事故現場が離れていたため、少しでも事故現場から近いところにヘリコプターを着陸させることはできないかと考えながら活動していた結果、事故現場の道路にドクターヘリを着陸させることに繋がったのだと思います。ドクターヘリが導入されたばかりで救急隊や消防隊もドクターヘリの運用になれていない時期でもあったことから、現場指揮本部で躊躇せずに相談できたのが良かったのだと思います。日の入り時間から逆算して、ヘリコプター搬送という武器を最大限に活用できた症例でした。

この症例の反省点は、初めは避けたいと考えていた、事故の当事者同士にあたる2名を基地病院に搬送することになってしまったことです。事故の当事者同士を同じ医療機関で収容すると、傷病者本人や傷病者の家族同士のトラブルの原因になります。搬送してから、適切に対応ができたためトラブルは起きませんでしたが、ドクターカーに引き継いだ10歳未満の男児と60歳代女性が同じ車に乗っていた家族だったことから、この2名をドクターヘリで基地病院に搬送し、30歳代男性をドクターカーのスタッフに引き継ぐことができたら、より良いミッションになったのではないかとリフレクションした症例でした。

もちろんフライトナースだけでこのように搬送先医療機関を決定することはありませんが、フライトドクターと情報を共有し、限られた時間の中で傷病者にとってより良い活動にする必要があると改めて実感することができた症例になりました。

症例②携帯電話が通じない山地で活動したケース

7月某日　天候＝晴れ　日の入り時間＝18時57分
フライトドクター2名、フライトナース1名で対応

＊ドクターヘリ要請内容

傷病者は、キノコ狩り中に誤って沢に50ｍほど滑落した40歳代女性でした。この日はドクターヘリの要請が8件あり、この症例も前の症例の対応が終了した直後の要請であったため、前の症例を搬送した県北の医療機関からそのまま出動となりました。救急隊が傷病者に接触できていないため、傷病者情報の詳細は不明でした。

✚出動要請

13時25分、ドクターヘリ出動要請。

前の症例の対応が終了したところであったため、急いでランデブーポイントに戻り、この症例に対応することが決定。

✚フライトナースの判断および行動

13時35分、ランデブーポイントを離陸。無線交信により、傷病者の情報を収集。

消防隊が現場で傷病者に接触を試みている状況であり、山間部のため救助にかなりの時間を要するとの情報を得る。そのため、現場近くまで、フライトドクター、フライトナースに来てもらいたいとの依頼を受ける。

前の出動で使用した資器材を片付けるとともに、残っている資器材を整理し、今回の症例

で使用できる資器材を確認し、残っている資器材で対応できると判断した。

点滴挿入の準備、使用薬剤の準備を行うと同時に、記録用紙に今ある情報を記載した。

現場まで行くことが決定したため、ヘルメットなど、個人装備の装着を行った。

傷病者の詳細な情報がなく、現場で開胸手術や胸腔ドレーンの挿入を行う可能性もあるため、ヘリコプターに積んである外傷セットを持ち出せるようにした。

✚ランデブーポイントにて

13時48分、ランデブーポイント着陸。

小雨が降り始めている天候に変わってきていた。支援車として消防車が準備されていたため、消防車に搭乗し、ランデブーポイントを出発。

支援で現場に連れて行ってくれている消防隊から以下の情報を得る。
・現場は山奥で車では入っていけない。
・現在、救助隊が徒歩で傷病者との接触を試みている。
・傷病者の情報は不明。
・滑落現場は携帯電話の電波が届かない場所。
・キノコ狩りに一緒に来ていた知人が滑落現場から移動し、携帯電話の電波が入る場所まで移動して救急要請をした模様。
・現場に入っている数名の救助隊が蜂に刺されている。
ここで、新たな情報を記録用紙に記載した。現場で蜂に刺されている人たちがアナフィラキシーショックを起こす可能性があるため、アドレナリンが筋肉注射できるように準備した。

QUESTION

ここで問題です。この後、山間部に入り、活動中に雷雲が近づいてきます。そこでフライトドクターとフライトナースは、ドクターヘリと離れた場所で活動することになりました。そこでパイロットやCSと連絡をとるために必要な通信機器を持っていくのを忘れてしまいました。その通信機器とは何でしょう？　そのことを考えながら、続きを読んで下さい。

✚傷病者との合流予定地点から先に進むのは危険と判断

14時2分、道幅が狭くなり消防車では入っていけないため、大きな消防車から救急車に乗り換える。

道幅が狭く左側はすぐ崖になっており、舗装されていない道路を救急車のサイレンを鳴らして緊急走行で進む。

医療資器材を含めた持参物の忘れ物がないか確認しながら、救急車へ移動した。

14時16分、傷病者との合流予定地点に到着。

救助隊が傷病者と接触でき、人力で沢沿いを移動し、こちらに向かっているとの情報を得る。蜂に刺された救助隊もアナフィラキシーショックを起こしている人はいないことが判明。

救助隊が搬送してくる沢は崖になっており、こちらがこの先に進むのは危険であるため、こ

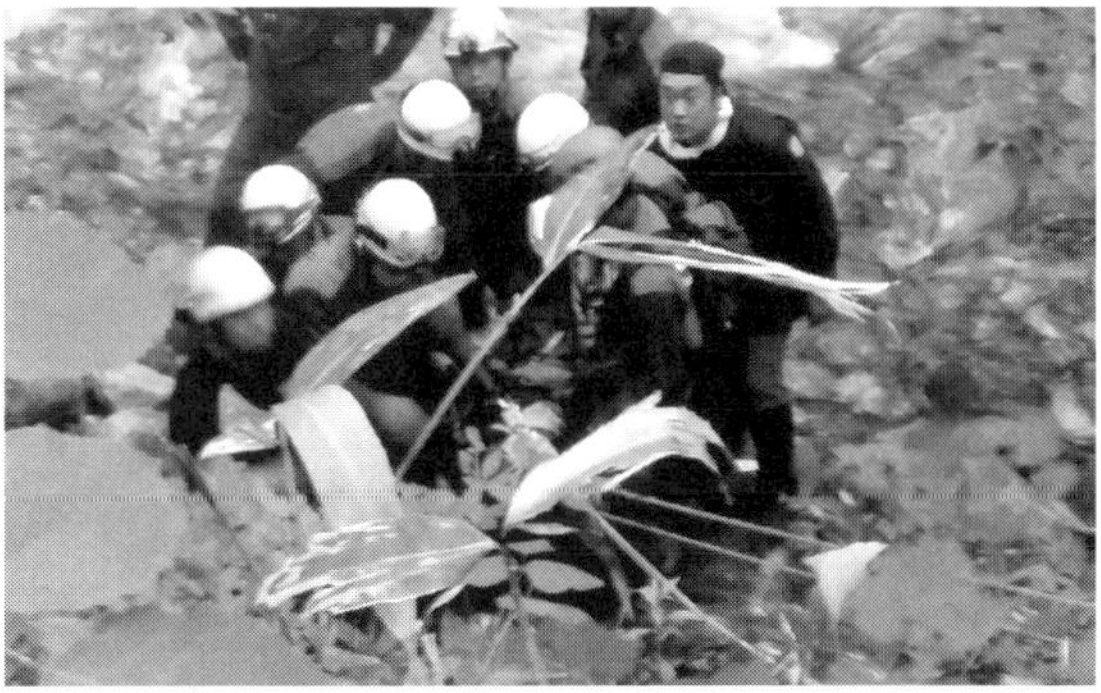

滑落現場から消防職員が人力で傷病者を１時間近くかけて搬送してきてくれた

の場所で傷病者が搬送されてくるのを待機することとする。

✚天候悪化、携帯電話使えず

14時50分、遠くから雷鳴が聞こえるようになる。傷病者とも接触できていない状況であるため、天候不良になりヘリコプターが離陸できなくなってしまうことを懸念して、パイロットに連絡を試みるが携帯電話の電波が届かないため連絡できず。

✚フライトナースの判断および行動

この時点で、ヘリコプター内に積んでいる衛星携帯電話を持参しなかったことに気づく。

傷病者に接触できたら可能な限り早く現場を出発し、携帯電話の電波が入る場所に着き次第、パイロットに連絡をする方針となる。

✚傷病者との接触地にて診察開始

15時3分、傷病者と接触。背部痛を訴えているが、会話はできており、ショック兆候がないことを確認。

屋外で評価を行い、雨が降りそうな天気であったため、すぐに救急車内に搬入し、治療を開始した。

15時15分、傷病者の診療開始。

✚現場を出発

全身の状態を観察し、点滴確保後、現場から出発。

現場には雷鳴が鳴り響き、土砂降りの雨が降り始めていた。

✚フライトナースの判断および行動

点滴の挿入とともに、傷病者の情報の整理を行った。

傷病者の状態と天候から基地病院にUターン搬送の方向としていたため、傷病者の知人や家族の連絡先を聴取後、知人に接触し、今後の方向性と家族に基地病院に向かってもらえるよう連絡を依頼した。

傷病者の私物の確認と管理も同時に行う。

✚ランデブーポイントにて

15時40分、救急車でランデブーポイントに到着。ランデブーポイントにも雨が降り始めたところであったが、傷病者をヘリコプターに搬入する。

✚フライトナースの判断および行動

傷病者に雨がかからないように毛布で覆い、ヘリコプター内に収容した。

医療資器材や傷病者の私物に忘れ物がないかを確認し、ヘリコプター内に積み込む。

✚基地病院へ搬送

15時52分、ランデブーポイントを離陸。積乱雲から遠ざかる方向に飛行し、遠回りをして基地病院へ搬送となった。飛行して10分後には晴天となった。

16時20分、基地病院に到着。

✚フライトナースの判断および行動

飛行中は、傷病者に状況の説明を改めて行うとともに容態の変化に注意して観察を行った。

Answer

すでにおわかりのように、110ページの問題に対する私の場合の答えは、衛星携帯電話です。日常的に使用することはありませんが、栃木県内でも山間部では携帯電話の電波が入らない場所があります。そのような状況での連絡手段として、衛星携帯電話をヘリコプターに搭載しています。

◆まとめ

この症例は、現場の状況を的確に捉えきれず、ヘリコプターに積載している衛星携帯電話を持参できなかったのが一番の失敗です。過去に衛星携帯電話を、ドクターヘリの活動現場で使用した経験がなく、携帯電話の電波が届かないことはなかったため、もっていくことを完全に失念していました。この症例をきっかけに県内で携帯電話の電波が弱い場所を意識的に把握するようになり、さらにその地域に出動するときには、衛星携帯電話を持参するように意識するようになりました。このような経験をすべてのフライトナースが経験するわけではありませんので、基地病院のフライトナースが私と同じ過ちを他のフライトナースがすることがないように、情報提供し、フライトナース間で共有するようにしています。

症例③傷病者が複数で消防防災ヘリも出動したケース

4月某日　天候＝晴れ　日の入り時間＝18時24分

フライトドクター2名（この日のフライトドクターは1名であったが多数傷病事案であるため、ドクターヘリ出動要請後に急遽フライトドクターを1名追加して対応することとなった。フライトナースは1名で対応）

※この症例においてのAフライトドクターは、もとからフライトを担当していた救命救急医であり、Bフライトドクターは、急遽フライト担当になった救命救急センター内にいる内科医でフライト経験が30件程度でした。

＊ドクターヘリ要請内容

乗用車対トラックの正面衝突事故。乗用車に乗っていた親子3名に対して、ドクターヘリでの対応を要請されました。乗用車から母親と子どもは救出され、救急車でランデブーポイントに向かっていましたが、父親が車内に挟まれているため、ランデブーポイントに搬送する母親と子どもの他に、事故現場にも医療者を派遣してほしいとの要請内容でした。

✚出動要請

17時00分、ドクターヘリ出動要請。

要請の電話の後、いつもなら2分程度でフライトドクターはヘリポートに走ってくるが、時間を要していた。

✚フライトナースの判断および行動

ランデブーポイントまでは、離陸後4分で到着できるため、離陸前に点滴ラインを準備できるよう速やかに準備を進めた。

いつもであれば、すでにフライトドクターがヘリポートに走ってくるのが見えるはずだが、時間がかかっていた。直感的に多数傷病事案で急遽フライトできる医師を確保している可能性を考えた。そのため、いつもであれば輸液ラインは1セット作成し、他に必要な準備をしてから、必要があればもう1セット準備するが、この時点で輸液ラインをもう1セット準備することとした。

17時6分、病院内から、フライトドクターが2名ヘリポートに向かって走り、ヘリコプターに乗り込む。

フライトドクターがヘリに乗り込んだ後、フライトナースから、「何人ですか?」と確認したところ、Aフライトドクターから、「親子3人」との情報を得た。

✚離陸後の情報

17時8分、基地病院離陸。

消防本部より、親子3名中、救出した母親と子どもを乗せた救急車1台でランデブーポイントに向かっているとの情報提供を受ける。父親は車内に挟まれている状況であるため、現場にもフライトスタッフに来てほしいとの依頼を受ける。

✚フライトナースの判断および行動

急遽フライトドクターとして出動した医師は、内科医でありフライト経験が少ないため、Aフライトドクターと相談し、Aフライトドクターが一人で事故現場に行き、急遽出動となったBフライトドクターとフライトナースで、ランデブーポイントに搬送されてきた母親と子どもの診察をすることにした。フライトスタッフが二手に分かれるため、置いてきぼりバッグに必要になる資器材を入れ、Aフライトドクターに渡した。二手に分かれてからの情報共有は、適宜電話を使用するように提案した。また、搬送先は、家族であることと基地病院近隣の消防管内であることから、全員Uターン搬送しようと話し合った。

✚ランデブーポイントにて

17時12分、ドクターヘリがランデブーポイントに着陸（某消防本部）。到着時、母親と子どもを乗せた救急車が到着する場所で、現場に行くための支援車が準備されていた。

17時13分、Aフライトドクターは事故現場に向けて出発。同時に、母親と子どもを乗せた救急車がランデブーポンとに到着した。

母親と子どもに救急車内で接触し、診療を開始した。

17時18分、母親と子どもの2名の診察の結果、気道、呼吸、循環に問題は見られなかったため、点滴ライン確保のみ速やかに行ない、Uターン搬送する方針となった。

✚フライトナースの判断および行動

Bフライトドクターの診察と同時に、2名の傷病者に順番に点滴ラインをキープし、行ったことを記録した。フライトナースもヘリに同乗し一緒に搬送することも考えたが、ヘリが離陸したら4分で基地病院に到着することから、フライトドクター1名で搬送できるか確認したところ、「1人で大丈夫」との反応であったため、フライトナースは現場に残ることにした。そのため、支援車で父親のところまで送迎してもらえるように消防隊に依頼した。

✚ドクターヘリに乗り込む

17時19分、母親と子どもをヘリに収容し、Bフライトドクターがヘリコプターに乗り込む。

✚フライトナースの判断および行動

基地病院に戻ってからの申し送り事項を伝え、患者の私物と作成した記録用紙をBフライトドクターに渡した。

父親が救出された後にヘリコプター搬送が必要になる可能性が高いため、基地病院に戻った後は、エンジンカットはせずにタッチアンドゴーで戻ってきてもらえるようにパイロットに伝えた。

さらに、基地病院の医師に電話し、Bフライトドクターのみで搬送し、ドクターヘリはタッチアンドゴーでランデブーポイントに戻る予定であることから、基地病院のヘリポートで引継ぎができるように、ストレッチャーを準備しておいてもらえるよう依頼した。

QUESTION

ここで問題です。この後、5分後に栃木県の消防防災ヘリコプターがランデブーポイントに到着するとの情報が入ります。誰がいつ要請したのかは、この時点では情報がありませんでしたが、皆さんなら、次の事項にどのような対応をしますか?

①誰がどんな目的で要請したのでしょうか？
②ドクターヘリが基地病院に2名の傷病者を搬送後に、タッチアンドゴーでランデブーポイントに戻る予定ですが、問題となることはないでしょうか？
③フライトナースとして、この後どのような行動をとるべきでしょうか？
以上のことを考えながら、読み進めてください。

✚新たな情報＝消防防災ヘリコプターも出動することに

17時21分、ドクターヘリがエンジンスタートをして離陸する前に、現場の消防隊から栃木県の消防防災ヘリコプターが5分後に同じランデブーポイントに着陸するとの情報を得る。

✚フライトナースの判断および行動

栃木県の消防防災ヘリコプターがこの事案に対応することは知らなかったが、おそらく、多数傷病者事案であったことから、消防本部の判断で要請をしたのだろうと考えた。ドクターヘリがタッチアンドゴーで戻ってくると、防災ヘリコプターが着陸していることから、2機着陸することは困難と判断した。さらに残っている傷病者は1名であることから、タッチアンドゴーでドクターヘリがランデブーポイントに戻らないようにする必要があると考えた。そこで簡易無線機を使用して離陸前のパイロットに事情を説明し、基地病院に着陸後はヘリコプターを格納庫に格納して、消防防災ヘリコプターで傷病者を基地病院に搬送できるようにしてほしいと伝えた。

✚母子を乗せたヘリが離陸

17時25分、ドクターヘリがランデブーポイントを離陸。

✚フライトナースの判断および行動

父親の診療にあたっているAフライトドクターのところに合流するために、消防本部から支援車を出してもらえないか確認した。さらに携帯電話でAフライトドクターに連絡をしたところ、父親の救出は済んでいて、数分で消防本部に到着するとのこと。

点滴挿入ができていないため、合流したら点滴を挿入してほしいとの依頼を受けた。そのため、ナースバッグから輸液ラインが速やかにとれるように駆血帯、注射針、固定のテープを出し、救急車の到着を待った。

✚父親を乗せた救急車が到着

17時26分、父親とAフライトドクターを乗せた救急車がランデブーポイントの消防本部に到着。

✚フライトナースの判断および行動

フライトナースが救急車内に乗り込む。

救急車内でAフライトドクターと合流後、事故概要や父親の状態についての情報を得た。同時に右上腕から点滴ラインを挿入し、Aフライトドクターが得た情報や行った診療内容を記録用紙にまとめた。

✚消防防災ヘリコプターが到着

17時29分、消防防災ヘリコプターがランデブーポイントに到着。エンジンカットせずに待機している。

搬送のために、消防本部から栃木県消防防災ヘリコプターの応援要請をしており、ランデブーポイントに着陸していることと、ドクターヘリは基地病院の格納庫に待機してもらっていることを伝え、消防防災ヘリコプターで父親を搬送することになったことをAフライトドクターに伝えた。

✚父親に点滴、搬送の準備

17時34分、父親の全身観察と点滴ライン挿入後、救急車内のモニターから移動用のモニターに変更し、搬送の準備を行う。

✚フライトナースの判断および行動

モニター装着を救急隊に依頼し、その間に必要な情報を整理した。さらに、患者の私物をまとめ、搬送の準備を行った。エンジンカットしていない防災ヘリコプターに傷病者を搬入するために、防災航空隊に傷病者の状況を伝え、防災航空隊の指示に従い傷病者を搬入できるよう手順を確認した。

✚父親、ヘリへ

17時38分、傷病者をヘリコプターに搬入する。

✚フライトナースの判断および行動

防災航空隊が患者（父親）を搬入してくれることになったため、移動中にモニターや点滴が外れないように傷病者の横に付き添い、一緒に搬入した。

✚防災航空隊からの説明

17時41分、ヘリコプター内での注意点について、防災航空隊から説明を受ける。

✚フライトナースの判断および行動

ヘッドセットを装着し、安全に傷病者を搬送できるよう、機内の注意点について説明を受けた。消防防災ヘリコプターは、ドクターヘリのように座席を設置していないため、傷病者とモニターが観察できるポジションの床に座った。

✚父親のヘリ、離陸

17時44分、ランデブーポイントを離陸。

✚フライトナースの判断および行動

傷病者に、飛行時間は約4分程度であることと、搬送中に何か困ることがあれば手を動かして教えてもらえるよう説明し、搬送中は患者の表情およびモニター波形の観察を行った。

✚父親、基地病院に到着

17時48分、基地病院着陸。防災航空隊の協力を得て、エンジンカットせずに基地病院内に傷病者を搬入した。

✚フライトナースの判断および行動

移動中、傷病者の横で点滴を持ち、モニターと患者の表情を観察しながら、基地病院内に搬送し、初期治療室担当の看護師に申し送りを行った。

Answer

117ページの問題に対する私の場合の答えです。

今回は、2機のヘリコプターの動きを把握できているフライトスタッフはフライトナースのみであったことから、どのヘリコプターで傷病者を搬送するべきかの判断が求められました。私が判断できなかった場合でも時間差でCSに情報が入り、CSと消防本部で同じやり取りになることが予測されますが、より安全に傷病者を搬送するために、情報が入った時点でパイロットと相談することができ、結果としてドクターヘリは母親と子どものみを搬送し、基地病院の格納庫で待機してもらうことで、父親を消防防災ヘリコプターで基地病院に搬送する形となりました。

◆まとめ

多数傷病者の事案であったことから、消防の指令室から消防防災ヘリコプターの出動要請をしていたことで、消防防災ヘリコプターを活用して傷病者搬送することができた症例でした。ドクターヘリのスタッフには消防防災ヘリコプターを要請したという情報がないまま、着陸5分前に情報を得たことから、とっさにドクターヘリのパイロットとその後の動きについて相談できたことで、2機のヘリコプターを有効に活用できました。私自身、消防防災ヘリコプターで傷病者搬送するのは初めての経験でしたが、だからこそ、どうすれば有効に傷病者を搬送できるか慎重に考えて行動できたのだと思います。

また、今回の症例の父親は体重が120kg程度あったため、タッチアンドゴーでBフライトドクターもランデブーポイントに戻ってきた場合、ドクターヘリの最大離陸重量を超える可能性があったことから、安全に傷病者を運ぶには適切な方法であったと思います。

●症例④強風で屋上ヘリポートが使用できなかったケース

5月某日　天候＝晴れ・強風　日の入り時間＝18時35分

フライトドクター2名、フライトナース1名で対応

＊ドクターヘリ要請内容

70歳代男性が2階の屋根の上で作業中に足を滑らせて誤って墜落し受傷したことから、ドクターヘリが出動となりました。

✚出動要請

10時2分、ドクターヘリ出動要請。

✚フライトナースの判断および行動

要請元の消防は基地病院から遠く、飛行時間は20分前後かかる場所であるため、ヘリコプター搭乗後、慌てず準備が行えると考えた。

✚基地病院離陸

10時6分、ドクターヘリが基地病院を離陸。

✚フライトナースの判断および行動

要請内容としてこの段階で分かっていた情報は、70歳代男性が2階の屋根から墜落し、四《し》肢麻痺《しまひ》があるとの情報のみだった。そこで、脊髄《せきずい》損傷を疑い、点滴挿入の準備を行った。さらに情報が入ってから、他に必要になる資機材を準備しようと考えた。

✚追加の情報が入る

10時13分、現場救急隊からの無線により、「屋根の上で作業中に足を滑らせてコンクリートの地面に墜落した。四肢の不全麻痺と右胸郭動揺《きょうかくどうよう》（連続した肋骨《ろっこつ》が複数個所骨折していると、息を吸い込んだ時に胸郭が陥没する呼吸様式で、この状況になると体に効率よく酸素が取り込めなくなる。フレイルチェストともいう）があり、10リットル酸素投与下でＳＰＯ２＝96％（体に酸素をなんとか取り込めている状態）」との傷病者の追加情報を得る。

✚フライトナースの判断および行動

フレイルチェストがあるとの追加情報から、口から肺まで気管挿管チューブとよばれる管を挿入し、外から強制的に酸素を送り込ませる方法を採る可能性があるため、気管挿管の準備もしておこうと考えた。

「屋根からの墜落」との情報から、労働災害である可能性があり、その場合、傷病者の居住地を確認したうえで搬送先医療機関を検討する必要があることをフライトドクターと話しておいた。

✚ランデブーポイント到着

10時26分、傷病者を乗せたドクターヘリがランデブーポイントに到着。資機材をもって、救急車に乗り込む。

10時28分、救急車内で傷病者と接触。

✚フライトナースの判断および行動

全身観察の結果、多発肋骨骨折《ろっこつ》と脊髄《せきずい》損傷が疑われたが、酸素投与で酸素化が維持できており、胸腔《きょうくう》ドレーンや気管挿管の処置はせずに搬送を優先することとなった。

脊髄損傷を疑ったため、三次救急医療機関に搬送する必要があると考えた。そのため救急隊に陸送で直近の三次救急医療機関までの搬送時間を確認したところ、25分程度との情報を得た。

✚搬送先病院が決まる

10時37分、フライトドクターが搬送依頼の医療機関に電話連絡。

受け入れ可能であり、搬送が決定する。

✚フライトナースの判断および行動

直近の三次救急医療機関にフライトドクターが受け入れの要請を行っている間に、パイロットのところに行き、搬送予定の医療機関の屋上ヘリポートに

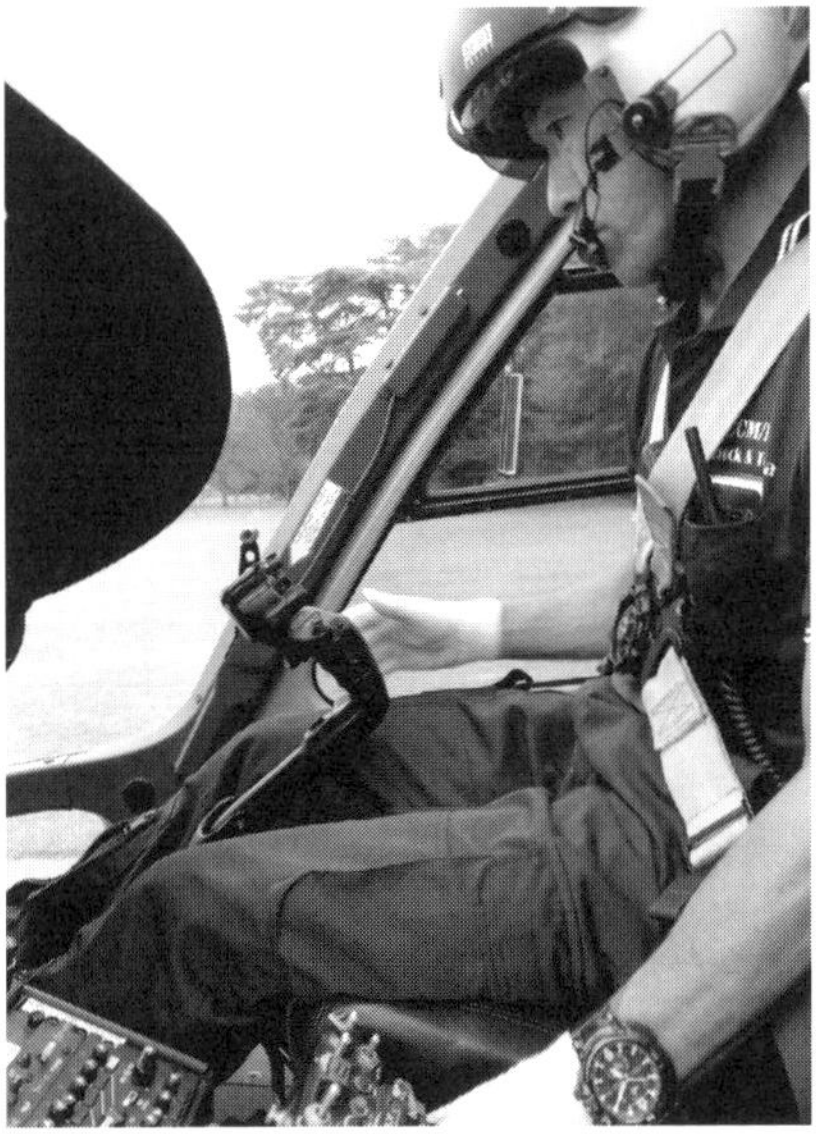

ドクターヘリを操縦するパイロット

着陸できるか確認したところ、強風のため屋上ヘリポートは使えないとのことであった。

QUESTION

ここで問題です。現場から搬送先医療機関までの距離は、救急車搬送で25分です。ヘリコプターでは約8分で到着します。脊髄損傷疑いで安全に効率よく搬送しなければなりませんが、ヘリコプターと救急車では、どちらで搬送するのがよいでしょうか？ その点を考えながら読み進めて下さい。

✚どのように搬送するかを議論

10時38分、搬送方法についてのディスカッション。

✚フライトナースの判断および行動

強風により搬送先医療機関の屋上ヘリポートが使えないため、救急車で搬送したほうが搬送先医療機関に早期に到着できると考えた。さらに強風による揺れが大きくなることやヘリコプター搬送の場合、救急車からヘリコプター、搬送先のランデブーポイントでヘリコプターから救急車、搬送先医療機関で救急車から病院内の計3回、傷病者を移動させなければならず、脊髄損傷が疑われていることから移動は最小限にしたいと考え、フライトドクターに救急車で搬送するのはどうかと提案したところ、フライトドクターも賛成したため、救急車で搬送することが決定した。

このような状況の場合、救急車で傷病者を搬送している間に、ドクターヘリは搬送先医療機関の直近のランデブーポイントに移動しておいてもらい、搬送先医療機関に傷病者を引き継いだ後に、最短でフライトスタッフとドクターヘリが落ち合えるように調整を行っている。今回もドクターヘリを搬送先医療機関直近のランデブーポイントに移動してもらうことにした。

✚ランデブーポイントを出発

10時48分、傷病者を救急車に乗せ、搬送先医療機関に向けて、ランデブーポイントを出発する。

✚フライトナースの判断および行動

搬送中、傷病者が乗っているベッドの揺れを最小限にできるよう、ベッドを抑えながら、バイタルサインの変動や患者の表情に注意して観察を行った。

✚医療機関に到着

11時13分、傷病者を乗せた救急車が搬送先医療機関に到着。

✚フライトナースの判断および行動

初期治療室まで救急隊と一緒に傷病者を搬送し、搬送先医療機関の医師、看護師に申し送りを行った。

✚フライトスタッフ、ランデブーポイントに戻る

11時25分、救急隊の好意で、搬送先医療機関から一番近いランデブーポイントまで、送迎していただけることになり、搬送先医療機関を救急車で出発する。

救急隊は、ミッション終了後にはすぐに消防署に戻らないといつ次の救急要請が入るか分からないため、通常このような場合はフライトスタッフはタクシーでランデブーポイントまで移動することにしている。今回もタクシーを手配しようとしたところ、消防署から救急車とは別にフライトスタッフをランデブーポイントに送迎するための支援車を用意してくれたため、甘えて搬送していただいた。

✚スタッフ、基地病院に帰還

11時24分、ランデブーポイントでドクターヘリと合流し、基地病院に帰還する。

Answer

126ページの問いに対する私の場合の答えを解説します。

今回の症例では、強風のため搬送先医療機関の屋上ヘリポートが使用できない状況でした。現場までの飛行中の揺れが大きいときには、安全を優先するため屋上ヘリポートを使用することができないことを経験上知っていました。

そのため、このケースでもパイロットに屋上ヘリポートが使えるか確認したところ、使えないとの情報を得ていたため、救急隊に陸送での搬送時間を確認しました。救急車搬送の場合の搬送時間は25分ですが、ヘリコプターの場合、救急車のモニターからドクターヘリの資器材のモニターに切り替え、傷病者をヘリコプターのストレッチャーに移動するのに約5分、ヘリコプターがエンジンスタートしてから離陸までに約3分、飛行時間が約8分、搬送先医療機関直近のランデブーポイントにという着後にエンジンを停止してから待機している救急車に移動するのに約6分、救急車で搬送先医療機関まで搬送するのに約6分のため、計28分かかる計算になります。

さらに、傷病者を3回も移動しなければならないことから、傷病者の負担も大きくなります。これらのことを鑑みて、救急車での搬送を提案しました。

◆まとめ

この症例では、出動から現場までの飛行中に大きな揺れがあったことから、直近の三次救急医療機関に搬送する際は、屋上ヘリポートは使用できない可能性が高いと事前に考えました。それで、現場で今回のような判断ができたのだと思います。

救急車搬送を提案した際、フライトドクターから、搬送方法についてはより多く経験している私の考えを支持してくれる反応が見られ、チームで傷病者にとってベストの判断ができた症例だと思います。

症例⑤施設内の墜落現場で活動したケース

11月某日　天候＝雨　日の入り時間＝16時27分

フライトドクター2名、フライトナース1名で対応

＊ドクターヘリ要請内容

20歳代男性がドーム型の作業場の一番下に倒れているところを同僚が発見し、救急要請となりました。救急隊が到着時の意識レベルはJCSⅢ桁《けた》（患者に痛み刺激を与えても目を開けないレベル）、つまりショック状態であったため、ドクターヘリが出動となりました。現場で救出困難症例であったため、フライトドクター、フライトナースが現場投入となった症例になります。

✚出動要請

11時2分、ドクターヘリ出動要請。

✚フライトナースの判断および行動

要請元の消防は、基地病院からヘリコプターで10分程度の位置であることから、点滴挿入の準備をした後は、傷病者の情報を確認してから必要な資器材を準備しようと考えた。

✚基地病院離陸

11時5分、基地病院離陸。

フライトドクターより、傷病者は作業中に高所から転落した可能性が高い20歳代の男性で、意識障害とショック状態であるとの情報を得た。さらに救出が困難であることから、現場投入になる可能性が高いとの情報であった。

✚フライトナースの判断および行動

意識障害があることから、飛行中、気管挿管の準備をした。またショック状態との情報から、点滴を2本とる必要があると考え、点滴の準備を1本追加した。

さらに現場活動をする可能性が高いため、フライトスタッフのヘルメットを準備した。加えてランデブーポイントから現場に向かう際、いつも使用する資器材の他にヘリコプター内に常時積み込んでいる外傷バッグも持ち出すことができるように準備した。

✚ランデブーポイントに到着。ヘリは帰還

11時21分、ランデブーポイントに到着。

天候不良によりヘリコプターを現場に待機できないため、ドクターヘリは基地病院に帰還する。

スタッフは支援車に乗り換え、現場に向けて出発。

✚フライトナースの判断および行動

雨が強くなっており、ヘリコプターをランデブーポイントに駐機しておくことができない状況であるため、フライトスタッフがヘリコプターを下り次第、ドクターヘリは基地病院に帰還させることにした。忘れ物がないか再確認して必要な資器材を移動用の支援車に積み込んだ。

✚事故現場到着

11時50分、現場到着。ドーム型の作業施設に入り、階段で地下5階まで降りる。ドーム内には照明設備がないため、ヘルメットに装着しているヘッドライトの明かりで照らしながら降りた。

✚フライトナースの判断および行動

傷病者が倒れている現場は、照明が少なく暗いドーム状の作業場内であり、手すりにつかまりヘッドライトを照らしながら、地下5階部分まで資器材を持って降りた。

✚傷病者と接触

11時56分、傷病者と接触。ＪＣＳⅢ－３００、ショック状態にて、点滴ライン挿入後、気管挿管施行。気管挿管後、救助隊に引き継ぎ、傷病者を救助用の担架に固定して1階部分へ、ロープで引き上げ救出する予定となっていた。すでに救急隊が地下で傷病者と接触しており、傷病者を引き上げる準備が進められていた。

✚フライトナースの判断および行動

フライトスタッフ接触後、点滴ラインを挿入し、気管挿管を行った。

さらにモニターを装着し、つり上げ作業中にトラブルが起きないように傷病者の体を固定し、モニターや点滴ラインの固定を確認した。

✚搬送先、搬送方法の検討

12時28分、傷病者を救急車に搬入。搬送先を検討。フライトドクターの判断として、ショック状態であることから基地病院へＵターンする方針となる。現場は大雨が降っており、へリコプターが現場まで飛行することはできない可能性があった。

QUESTION

ここで問題です。傷病者をどこにどのような方法で搬送すれば良いでしょうか？　現場の位置関係は、基地病院まで救急車搬送で約1時間、直近の3次救急医療機関までは、救急車搬送で約30分になります。考えながら読み進めて下さい。

✚フライトナースの判断および行動

12時30分、フライトドクターが処置に専念できるよう、フライトナースが基地病院のCSに電話連絡をし、ランデブーポイントを変更して、ヘリコプター搬送できないか相談する。

傷病者の居住地からは少し離れるが、傷病者を救命するためには医療機関に搬送後、速やかに検査や根本治療ができる基地病院に搬送するのがベストであることを、フライトドクターと一緒に考えた。

さらにランデブーポイントから先は、陸路で向かうより、可能な限りヘリコプターを使用し短時間で搬送したかった。そのため基地病院のCSに相談し、天候情報から飛行可能な範囲のランデブーポイントを決定してもらうことができたため、ヘリコプターで基地病院にUターン搬送することになった。

✚新たなランデブーポイントへ出発

12時34分、ヘリコプターが着陸できるランデブーポイントが決定したため、新たなランデブーポイントに向けて、救急車が出発する。

✚フライトナースの判断および行動

モニターの情報や傷病者の表情に注意しながら、搬送を行った。

✚ランデブーポイントから基地病院へ

12時46分、傷病者を乗せた救急車がランデブーポイントに到着。まもなくヘリコプターも着陸となり、ヘリコプター内に傷病者を搬入し、現場を離陸する。

13時4分、基地病院に着陸し、初期治療室で基地病院スタッフに傷病者を引き継ぐ。

Answer

133ページの問題に対する私の場合の答えを解説します。

傷病者に救急車内で接触する状況では、フライトスタッフが傷病者に接触してすぐに救急車を出発させ、点滴ライン挿入や気管挿管などの医療処置を移動する車内で行うことが可能になります。このような対応をすることで、現場に停車した救急車内で医療処置をしてから、ヘリコプターへ傷病者を移動させる時間やヘリコプターのエンジンを作動させ離陸できるまでに要する時間を有効に使うことができます。

今回の症例では、墜落現場で点滴ライン確保や気管挿管などの医療処置を済ませていたことから、一刻も早く医療機関に搬送し、手術などの根本治療を行う必要がありました。

天候情報は基地病院のCSやパイロットが把握していることから、基地病院に電話して相談した結果、基地病院に向けて救急車を少し走らせればドクターヘリとうまく合流することが分かったため、再度、基地病院からドクターヘリに出動してもらい、傷病者をヘリコプターで搬送することにしました。その結果、救急車で搬送するより、約30分、搬送時間を短縮できました。

◆まとめ

天気は常に変化していくことから、その時点での飛行可能範囲を見極めなくてはなりません。今回は、ヘリコプター搬送という武器を最大限に発揮できた症例だと思います。現場での搬送方法の判断は、基本的にはパイロットにゆだねることが多いのですが、安全に飛行できる範囲を事前にパイロットと相談し、搬送方法についての選択肢を増やしておき、傷病者にとって良い方法をとる必要があるといえます。

第5章

フライトナースになるには

これまでの章を読んで、フライトナースになりたい、と思っていただけたでしょうか。もし、少しでも興味を持っていただけたら、ぜひ将来の職業の選択肢として、フライトナースを加えてもらえたら嬉しいです。

ここでは、どうしたらフライトナースになれるか、その道のりをお伝えします。

現時点、フライトナースの資格というものはありません。日本航空医療学会フライトナース委員会が、２００６年にフライトナースの選考基準を策定しています。

●フライトナース選考基準

・看護師経験5年以上救急看護経験3年以上、または同等の能力があることが望ましい。
・リーダーシップがとれる。
・ACLSプロバイダーおよびJPTECプロバイダー、もしくは同等の知識・技術を有している。
・日本航空医療学会が主催する次のドクターヘリ講習会を受講している。

＊ACLS（Advanced CardiovaSCUlar Life Support）：二次救命処置
＊JPTEC（Japan Prehospital Trauma Evaluation and Care）：外傷病院前救護ガイドライン

日本航空医療学会フライトナース委員会が、フライトナース選考基準を策定したことで、各ドクターヘリ基地病院でフライトナースを選考する際の指標ができました。この選考基準は、全国のドクターヘリ基地病院の選考基準を統一するのが目的ではなく、指標として示すことが目的であるため、実際の選考に関しては各基地病院に任されています。そのため、各ドクターヘリ基病院でのマニュアルを作成し、各々に選考基準を示しています。

参考までに、私が所属している栃木県ドクターヘリのマニュアルでは、フライトナースの選考基準を以下のように示しています。

栃木県ドクターヘリのフライトナース選考基準は、次のようになっています。

・日本看護協会の倫理綱領を遵守し、看護活動を実践できる者。
・獨協医科大学病院看護部の理念・救命救急センターの理念を理解し、看護活動できる者。
・大学病院の役割（教育・研究活動）を理解し、自発的に研究活動が行える者。
・救急領域の知識、技術が習得できている者。
・当院の救命救急センター病棟・救命ＩＣＵ病棟において、初期治療室経験、リーダー経験のある者。
・師長の許可を得た者。
・本人及び家族の同意が得られた者。
・看護師経験7年以上、救急看護経験5年以上の者。
・ＡＣＬＳ、ＪＰＴＥＣ、ＩＳＬＳなどの有資格者が望ましい。
・ＤＭＡＴ、ＭＣＬＳなど災害看護についての教材レベルの知識を保有している者。

●フライトナースの教育

本書で繰り返し述べてきましたが、ドクターヘリの活動する現場には、看護師は1人しかいません。第2章で詳細は説明しましたが、フライトナースにはさまざまな役割があり、その役割を1人でこなさなければなりません。そのため、フライトナースとして現場で適切な活動ができるように、多くのドクターヘリ基地病院では、フライトナースの教育が行われています。

フライトナースの教育は、フライトナース選考基準と同様に各基地病院で教育プログラムを作成し行われているため、全国で統一されたプログラムはありません。唯一、日本航空医療学会が主催しているドクターヘリ講習会があります。この講習会ではドクターヘリに関わる5つの職種の人が全国から集まり、安全なドクターヘリの運航に関わる座学を2日間に渡り学習します。この講習会は、日本航空医療学会フライトナース委員会が提示しているフライトナース選考基準にも受講していることを要件として示している講習会になります。

この講習会でドクターヘリの安全運航に関わる基礎的な知識を得ることはできますが、実際のフライトナースの教育はドクターヘリ基地病院ごとにさまざまな取り組みを行い、より質の高いフライトナースを育成できるよう、試行錯誤しながら教育を行っているのが実態です。

ドクターカーも同時に運用している基地病院では、ドクターカーナースとして、病院外での活動について長期間教育を行い、ドクターカーで多くの経験を積んでからフライトナースの教育をしていたり、新生児の搬送事例が多い基地病院では新生児搬送にも力を入れた教育を行うなど、基地病院ごとのドクターヘリの運航形態や施設の状況によって教育内容や教育期間に差があるのが現状です。さらに、基地病院で使用しているヘリコプターの機体によっても搭乗できる人数の違いがあることも少なからず教育に影響します。

そもそもフライトナースに選考される看護師は、新人看護師ではありません。一般的にフライトナースとして選考基準に沿って選考された看護師は、ベテランの看護師であり、病院内での重症患者の全身管理や救急車対応など多くの経験を積んでから、フライトナースとして活動する上での基礎的な知識、技術を有していることが前提となります。しかし、看護師として多くの経験があったとしても、ヘリコプターで傷病者を搬送するなど、過去に病院内での勤務で経験したことがない状況の活動が求められることから、教育期間中にそのための多くの知識、技術を習得する必要があります。

フライトナースの教育は、現任のフライトナースと一緒にドクターヘリに同乗し、実践的な訓練を行うOJT（On the Job Training）が多く用いられています。病院とは違う屋外の現場や救急車内での医療処置の準備・介助、患者・家族に対する看護実践、消防隊（消防が保有している航空隊）や警察、時には防災航空隊などさまざまな職種の人たちと協働するなどして、繰り返し訓練を行います。

現場では、教育期間内には経験できないような症例も多く出てきます。そのため多くの施設では、シミュレーション教育を取り入れ、可能な限り教育期間中に経験できるよう工夫しながら教育が行われています。教育期間は、施設のプログラムによって大きく違いはありますが、大体、半年から1年間かけて教育を受けている施設が多くなっています。

●フライトナースへの道のり

テレビドラマ『コードブルー』でドクターヘリの活動が広く知られることになり、読者の皆さんの中にも将来フライトナースとして活動したいと考えている人もいると思います。ここでは、フライトナースへの道のりを説明したいと思います。

日本航空医療学会フライトナース委員会は、看護師経験5年をフライトナースの選考基準として提示していますが、実際は、5年でフライトナースになっている人はほとんどいません。看護師経験10年近くの看護師がフライトナースに選考されているのが現実です。業務内容の厳しさを考えると、フライトナースになるためには、豊富な経験と知識を持ち、段階的な準備が必要だからです。

フライトナースを目指す方は、ドクターヘリの基地病院に就職するということが大前提になります。巻末に現段階のドクターヘリ基地病院を一覧にしていますので、フライトナースを目指す方は、この中の病院またはこれからドクターヘリを導入する予定がある病院に就職する必要があります。

ドクターヘリ基地病院に就職したら、救命救急センターに所属し、経験を積む必要があります。外来が独立している病院の多くは、新人は救命救急センターの外来には配属されませんので、重症な患者の管理を学べる救命救急センターの病棟や集中治療室（ICU）などで基礎的な経験を積むことをお勧めします。もちろん、希望しても希望が通るとは限りません。その場合でも、「10年後にフライトナースになる」というような具体的な目標を掲げて、配属された病棟で多くの経験を積んでください。そしてその病棟で経験を積んだら救命救急センターに異動の希望を出し、希望が通ればフライトナースとしての道が開けていきます。決してフライトナースになるという希望をあきらめず、目標と強い意志を持ち、毎日の看護業務で経験と知識、技術を培って下さい。そのことが、フライトナースとして活躍した時の直感的な判断力につながっていきます。

フライトナースとしての活動は、毎回、前代未聞の課題に直面するといっても過言ではありません。その場その場の状況に臨機応変に対応し、自分で解決するアセスメント能力が必要になります。毎日の看護業務を地道に積み重ね、「こんな時はどうする?」といったアンテナを張り巡らせ、アセスメントする能力を養うことが大切です。

救命救急センターやドクターヘリで対応する傷病者は、新生児から高齢者、時には妊婦など幅広い年齢層のさまざまの臓器に問題を抱えている傷病者ばかりです。救命救急センターや集中治療室に配属された新人看護師は、幅広く学ぶ必要がありますが、なかなかそれぞれの疾患を深く学ぶことができません。数年間、経験を積み重ねることで、それぞれの疾患を深く学べるようになります。

たとえば新人の時に配属された病棟が脳神経外科だった場合、フライトナースになれないとあきらめるのではなく、フライトナースの仕事の現場では多くの脳神経外科の疾患を扱うことになるため、そこでだれにも負けないくらい勉強し経験を積んで、脳神経外科看護のスペシャリストになってください。そうすれば、いずれ救命救急センターに異動した際に、救命救急センターにいる看護師の中でも脳神経外科看護のスペシャリストとして認知してもらえるはずです。もちろん脳神経外科の知識だけでは、フライトナースの活動はできないため、救命救急センターに異動してからも、患者の全身管理や重症な患者への看護を勉強し続け、さまざまな経験をしていけば、フライトナースへの道が開けてきますので、目先のことではなく数年後の目標を立てて、フライトナースになれるように頑張ってください。

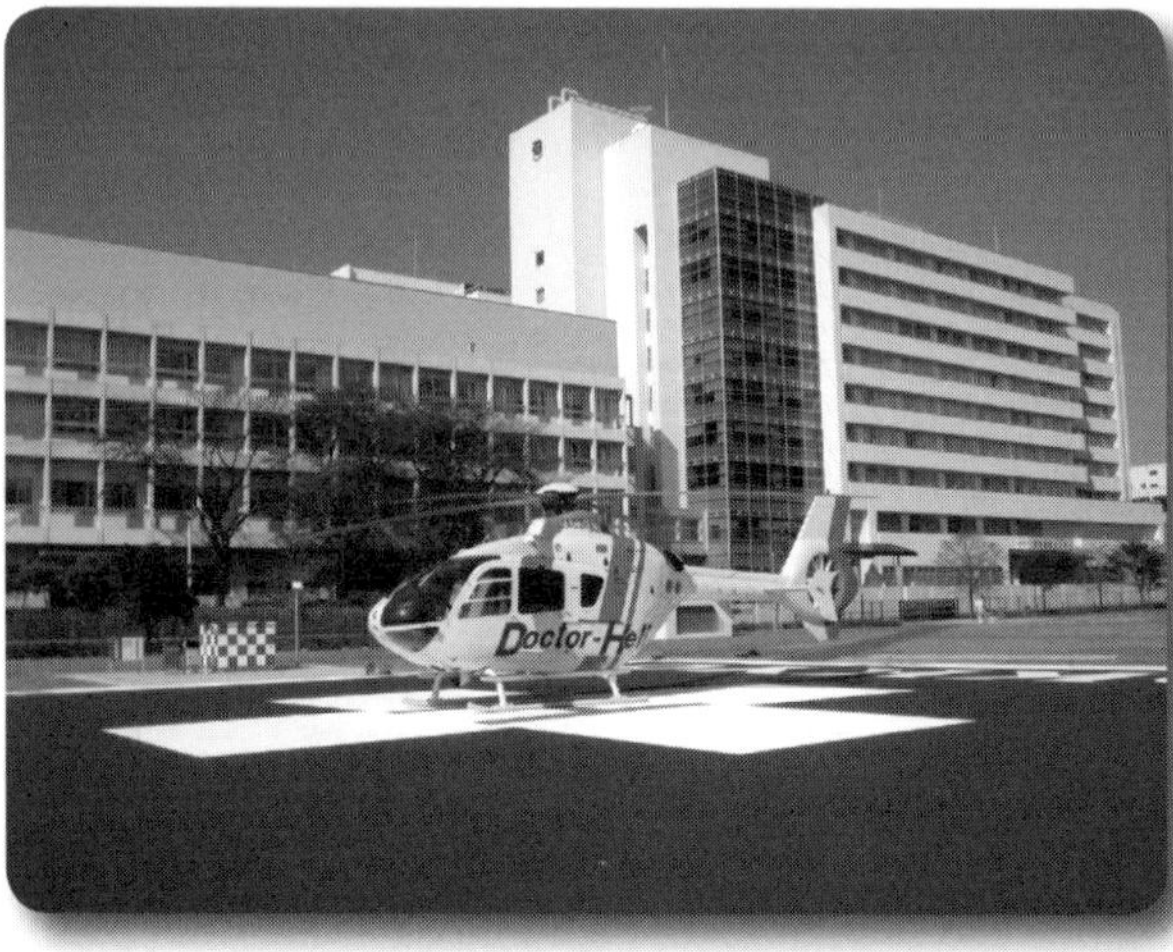

鳥取	鳥取大学医学部附属病院	2018 年 3 月
島根	島根県立中央病院	2011 年 6 月
岡山	川崎医科大学附属病院	2001 年 4 月
広島	広島大学病院／県立広島病院	2013 年 5 月
山口	山口大学医学部附属病院	2011 年 1 月
徳島	徳島県立中央病院	2012 年 10 月
高知	高知県・高知市病院企業団立　高知医療センター	2011 年 3 月
愛媛	愛媛県立中央病院／愛媛大学医学部附属病院	2017 年 2 月
福岡	久留米大学病院	2002 年 2 月
大分	大分大学医学部附属病院	2012 年 10 月
佐賀	佐賀大学医学部附属病院／佐賀県医療センター好生館	2014 年 1 月
長崎	国立病院機構長崎医療センター	2006 年 6 月
熊本	熊本赤十字病院	2012 年 1 月
宮崎	宮崎大学医学部附属病院	2012 年 4 月
鹿児島	鹿児島市立病院	2011 年 12 月
	鹿児島県立大島病院	2016 年 12 月
沖縄	浦添総合病院	2008 年 12 月

※京都府には、ドクターヘリの基地病院はありませんが、関西広域連合に含まれており、近隣のドクターヘリによりカバーされています。

巻末資料：ドクターヘリ基地病院一覧　2020 年 3 月現在

道府県	施設名	運航開始年月
北海道	医療法人渓仁会　手稲渓仁会病院	2005 年 4 月
	旭川赤十字病院	2009 年 10 月
	市立釧路総合病院／釧路孝仁会記念病院	2009 年 10 月
	市立函館病院	2015 年 2 月
青森	八戸市立市民病院	2009 年 3 月
	青森県立中央病院	2012 年 10 月
秋田	秋田赤十字病院	2012 年 1 月
岩手	岩手医科大学附属病院	2012 年 5 月
山形	山形県立中央病院	2012 年 11 月
宮城	仙台医療センター／東北大学病院	2016 年 10 月
福島	福島県立医科大学附属病院	2008 年 1 月
新潟	新潟大学医歯学総合病院	2012 年 10 月
	長岡赤十字病院	2017 年 3 月
富山	富山県立中央病院	2015 年 8 月
石川	石川県立中央病院	2018 年 9 月
福井	福井県立病院	2021 年 5 月
栃木	獨協医科大学病院	2010 年 1 月
群馬	前橋赤十字病院	2009 年 2 月
茨城	水戸済生会総合病院／独立行政法人国立病院機構水戸医療センター	2010 年 7 月
埼玉	埼玉医科大学総合医療センター	2007 年 10 月
千葉	日本医科大学千葉北総病院	2001 年 10 月
	君津中央病院	2009 年 1 月
神奈川	東海大学医学部付属病院	2002 年 7 月
山梨	山梨県立中央病院	2012 年 4 月
静岡	聖隷三方原病院	2001 年 10 月
	順天堂大学医学部附属静岡病院	2004 年 3 月
長野	厚生連佐久総合病院佐久医療センター	2005 年 7 月
	信州大学医学部附属病院	2011 年 10 月
岐阜	岐阜大学医学部附属病院	2011 年 2 月
愛知	愛知医科大学病院	2002 年 1 月
滋賀	済生会滋賀県病院	2015 年 4 月
大阪	大阪大学医学部附属病院	2008 年 1 月
奈良	奈良県立医科大学附属病院／南奈良総合医療センター	2017 年 3 月
三重	三重大学医学部附属病院／伊勢赤十字病院	2012 年 2 月
和歌山	和歌山県立医科大学附属病院	2003 年 1 月
兵庫	公立豊岡病院組合立豊岡病院	2010 年 4 月
	兵庫県立加古川医療センター／製鉄記念広畑病院	2013 年 11 月

おわりに

私には4歳の娘がいますが、休日の散歩中にドクターヘリが飛行しているのを見つけると、上空に向かって手を振りながら、「患者さんを助けに行くんだね」と目をキラキラ輝かせています。

私がフライトナースの担当の日に帰宅すると、「今日わたしが手を振っていたの、見えた?」と確認するほどです。

これだけ日常的になったドクターヘリは、全国で年間3万件もの出動があり、日本中いたるところでドクターヘリが活動しています。これからドクターヘリを導入する自治体もあり、ドクターヘリの出動は、今後も増えていくことが予想されます。

フライトナースは、ドクターヘリに搭乗する唯一の看護師であると本文中に何度もお伝えしましたが、忘れてはいけないのは、一緒に活動する仲間がいるということです。私の所属する獨協医科大学病院のドクターヘリのチームには、すばらしい仲間がたくさんいます。ドクターヘリチームのリーダーはフライトドクターですが、とても人間味のあるすばらしい医師ばかりです。現場ではフライトナースの意見も尊重しつつ、何よりも傷病者のことを一番に考えるフライトドクターたちなので、私たちフライトナースも安心して活動することができています。また、獨協には本田航空株式会社のCS、パイロット、整備士が常駐してくれています。とてもフレンドリーな方々がいつも私たちをサポートしてくれています。運航会社の方々は、勉強熱心な方ばかりで、私たちが現場で行なっている医療活動をきちんと把握してくれて、適切なサポートをしてくれます。

このようにすばらしい仲間がいるからこそ、フライトナースとして活動できていることに改めて感謝したいと思います。

最後まで読んでいただき、ありがとうございました。

フライトナースの活動をひとりでも多くの方に知ってほしいという願いを込めて、私が把握できているフライトナースの世界をお伝えしました。ドクターヘリは、これからも365日、休みなく日本中を飛び回っていきます。皆さんがドクターヘリを見かけた際には、ヘリコプターの中には必ずフライトナースが搭乗し、絶え間ない看護実践が行われていることを思い出していただけたらと思います。

なおこの本を執筆するにあたり、ご指導いただきました彩流社の出口綾子さんに心より感謝申し上げます。

2021年6月

菱沼秀一

●著者プロフィール

菱沼秀一（ひしぬま・ひでかず）
1980年生まれ。獨協医科大学看護学部成人看護学（急性期）助教。2010年に栃木県でドクターヘリ運航開始時からフライトナースとして活動し約1000件のドクターヘリ出動を経験している。2009年より日本DMAT隊員として活動しており、東日本大震災、北海道胆振東部地震、台風19号豪雨災害などで災害医療活動の経験をしている。栃木県で唯一の看護師のDMATインストラクターとして、隊員養成教育にも携わる。現在は、大学の教員とフライトナースを兼務しており、看護師20年目、教員4年目。

フライトナースの秘密《ひみつ》
——ドクターヘリで出動《しゅつどう》する救急看護師《きゅうきゅうかんごし》の仕事《しごと》

2021年7月26日　初版第一刷

著　者　菱沼秀一 © 2021
発行者　河野和憲
発行所　株式会社 彩流社
〒101-0051　東京都千代田区神田神保町3-10　大行ビル6階
電話　03-3234-5931
FAX　03-3234-5932
http://www.sairyusha.co.jp/

編　集　出口綾子
装　丁　臼井 弘志
印　刷　モリモト印刷株式会社
製　本　株式会社難波製本

Printed in Japan　ISBN978-4-7791-2752-6 C0047